FACTIBILIDAD Y SEGURIDAD DEL PLASMA RICO EN FACTORES DE CRECIMIENTO (PRGF) EN EL TRATAMIENTO DE LA FÍSTULA ANAL CRIPTOGLANDULAR

Universidad de Sevilla

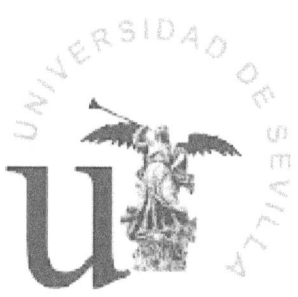

Facultad de Medicina

Departamento de Cirugía

TESIS DOCTORAL

JUAN JOSÉ SEGURA SAMPEDRO

SEVILLA 2016

FACTIBILIDAD Y SEGURIDAD DEL PLASMA RICO EN FACTORES DE CRECIMIENTO (PRGF) EN EL TRATAMIENTO DE LA FÍSTULA ANAL CRIPTOGLANDULAR

Autor: Juan José Segura Sampedro

Director: Dr. Fernando de la Portilla de Juan

Co-Director: Prof. Dr. Francisco Javier Padillo Ruiz

Servicio de Cirugía General y del Aparato Digestivo.
HH. UU. Virgen del Rocío. Sevilla.
Departamento de Cirugía, Universidad de Sevilla.

A mis compañeros cirujanos los doctores Jesús Cañete Gómez y Julio Reguera Rosal sin cuyo apoyo incondicional, consejos y opiniones no habría sido capaz de llevar a cabo este y otros proyectos durante mi residencia y fuera de esta.

Al Prof. Dr. D. Juan José Segura Egea, Catedrático de Patología y Terapéutica Dentales del Departamento de Estomatología, Facultad de Odontología de la Universidad de Sevilla, por su ayuda, por sus consejos, por su tiempo y por todo, tanto durante esta Tesis y como por todo lo demás. Un auténtico espejo en el que mirarme y seguir trabajando para acercarme a su figura.

A la Dra. Dª. Consuelo Sampedro Abascal, por su ayuda, por sus consejos, por su tiempo, por su paciencia y por su apoyo siempre en todo lo que he emprendido. Porque invariablemente ha estado ahí, durante infancia, adolescencia y vida adulta, y se que seguirá estando para lo que venga. Un verdadero ejemplo a seguir.

Agradecimientos

Al Dr. D. Fernando de la Portilla de Juan, Jefe de la Unidad de Coloproctología de Hospital Universitario Virgen del Rocío, por su apoyo constante y guía durante esta tesis y durante mi formación como cirujano. Porque siempre tendré muy presente su ejemplo en todo lo que emprenda.

Al Prof. Dr. D. Javier Padillo Ruiz, Catedrático y Jefe de Servicio de Cirugía General y del Aparato Digestivo de Hospital Universitario Virgen del Rocío, por su apoyo, su confianza y su ánimo constante durante el desarrollo de este trabajo y durante mi residencia. Ejemplo que siempre marcará mi carrera como investigador y cirujano.

A mis compañeros la Unidad de Coloproctología del Hospital Universitario Virgen del Rocío, los doctores José Manuel Sánchez Gil, José Manuel Díaz Pavón, al José Luis Gollonet Carnicero, Jorge Vázquez Monchul, Carmen Palacios González, Ana Mª García Cabrera, Rosa Jiménez Rodríguez y Mª Victoria Maestre Sánchez, sin cuya participación, colaboración y entusiasmo habría sido imposible llevar a buen término este proyecto.

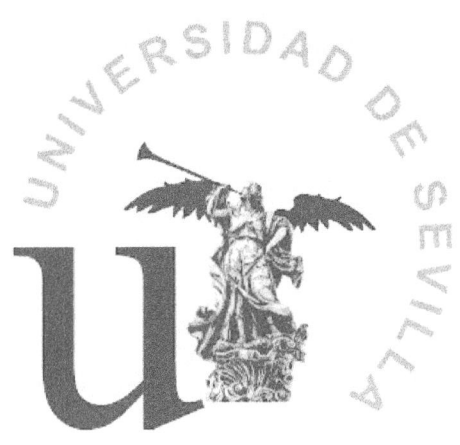

D. FERNANDO DE LA PORTILLA DE JUAN, Profesor Asociado de Cirugía de la Facultad de Medicina de Sevilla, Doctor en Medicina, Board Europeo en Coloproctología y Jefe de la Unidad de Coloproctología y D. FRANSCISCO JAVIER PADILLO RUIZ, Catedrático de Cirugía de la Facultad de Medicina de Sevilla, Doctor en Medicina y Jefe de Servicio de Cirugía General y del Aparato Digestivo, ambos del Hospital Universitario Virgen del Rocío de Sevilla CERTIFICAN que, D. JUAN JOSÉ SEGURA SAMPEDRO, Licenciado en Medicina y Cirugía por la Universidad de Sevilla, ha realizado bajo nuestra dirección el trabajo de investigación titulado "Factibilidad y seguridad del plasma rico en factores de crecimiento (PRGF) en el tratamiento de la fístula anal criptoglandular", y que reúne las condiciones necesarias para optar al grado de Doctor por la Universidad de Sevilla.

En Sevilla a 12 de Febrero de 2016

A mi familia

y a todos los que sois

o habéis sido importantes

"Ignorance more frequently begets confidence than does knowledge: it is those who know little, and not those who know much, who so positively assert that this or that problem will never be solved by science."

Charles R. Darwin. The Descent of Man (1871)

ÍNDICE

ÍNDICE 11

INTRODUCCIÓN Y REVISIÓN DE LA LITERATURA 14

    1. Fístula Perianal Criptoglandular... 15
        1.1 Algunos conceptos sobre la anatomía del canal anal............................... 16
        1.2 Relación conceptual entre la fístula anal y el absceso perianal 18
        1.3 Caracterización de la fístula perianal 19
        1.4 Clasificación 21
        1.5 Diagnóstico 22
        1.6 Tratamiento... 26
    2. Plasma Rico en Factores de Crecimiento (PRGF) 36
        2.1 Contexto histórico... 37
        2.2 Agresión tisular. Reparación. Regeneración 38
        2.3 Papel de los factores de crecimiento en la reparación tisular................ 40
        2.4 Obtención del plasma rico en factores de crecimiento (PRGF) 43
        2.5 Componentes del plasma rico en factores de crecimiento (PRGF)........ 43
        2.6 Modulación de los factores de crecimiento 44
        2.7 Usos del plasma rico en factores de crecimiento (PRGF) 45
    3. Aplicación del PRGF a la fístula perianal criptoglandular.................................45

HIPÓTESIS Y OBJETIVOS 49

    1. Hipótesis... 50
    2. Objetivos... 51
        2.1. Primario: 51
        2.2. Secundarios:... 51

MATERIAL Y MÉTODO... 53

    1. Diseño del Estudio 54
        1.1. Tamaño muestral 54
        1.2. Selección de pacientes y reclutamiento 54
        1.3. Criterios de Inclusión 56
        1.4. Criterios de Exclusión... 56
        1.5. Interrupción o abandono del tratamiento 57
        1.6. Duración y Seguimiento... 57
    2. Fases de Desarrollo del Estudio 57
    3. Descripción del tratamiento 58
        3.1. Tratamientos concomitantes 58
    4. Variables consideradas 59
        4.1. Variables Independientes... 59
        4.2. Variables Dependientes.. 60
    5. Descripción del procedimiento de obtención del plasma rico en factores de crecimiento (PRGF) 62
    6. Descripción de la técnica quirúrgica... 65
    7. Seguimiento y calendario de visitas 68

  7.1. Cronograma 68
  7.2. Procedimientos por visita 69
 8. Acontecimientos Adversos (AA) 69
  8.1. Recogida de acontecimientos adversos 72
  8.2. Efectos derivados de la extracción sanguínea 73
  8.3. Efectos derivados de la administración del producto 73
 9. Aspectos éticos 75
  9.1. Cumplimiento del protocolo y sus modificaciones 75
  9.2. Información al paciente y consentimiento 76
 10. Análisis estadístico 76

RESULTADOS **79**
 1. Datos demográficos y generales 80
  1.1. Sexo 80
  1.2 Edad 81
  1.3. Índice de Masa Corporal (IMC) 81
  1.4. Hábito tabáquico 82
  1.5. Número de orificios fistulosos externos (OFEs) 83
  1.6. Tiempo de evolución de la fístula 83
  1.7. Tipo de fístula perianal según ecografía endorrectal 84
  1.9. Distancia al margen anal 85
 2. Análisis de factibilidad 86
 3. Análisis descriptivo de seguridad 86
  3.1. AA Graves 87
  3.2. AA Moderados 88
  3.3. AA Leves 88
 4. Análisis de Curación 90
  4.1. Sexo y Curación 92
  4.2. Edad y Curación 93
  4.3. IMC y Curación 94
  4.4. Tabaco y Curación 95
  4.5. Escala de Wexner y Curación de la fístula 96
  4.6. Tiempo de evolución de la fístula y Curación 97
  4.7. Escala visual analógica del dolor (EVA) y Curación de la fístula 98

DISCUSIÓN **102**
 1. Material y métodos 103
 2. Resultados 104

CONCLUSIONES **112**

BIBLIOGRAFÍA **115**

INTRODUCCIÓN Y REVISIÓN DE LA LITERATURA

1. Fístula Perianal Criptoglandular

La enfermedad fistulosa constituye una de las patologías anorrectales más frecuentes y aunque existen pocos datos acerca de su verdadera prevalencia, se estima que puede significar entre el 10 al 30 % de las intervenciones coloproctológicas (1). Es conocida desde la antigüedad y ya aparece descrita en el Corpus Hippocraticum [2], que recoge su tratamiento mediante el uso de sedales o la puesta a planto. En el siglo XIV John Arderne [3], publica una monografía que describe tratamientos muy similares a los aplicados en la actualidad. Sin embargo, no sería hasta el siglo XIX cuando Frederick Salmon [4] fundara en 1835 "The Infirmary for the Relief of the Poor afflicted with Fistula and other Diseases of the Rectum", germen del que sería en 1854 el "St. Mark's Hospital for fistula and other Diseases of the Rectum" origen y estandarización de la cirugía coloproctológica en Europa y el mundo.

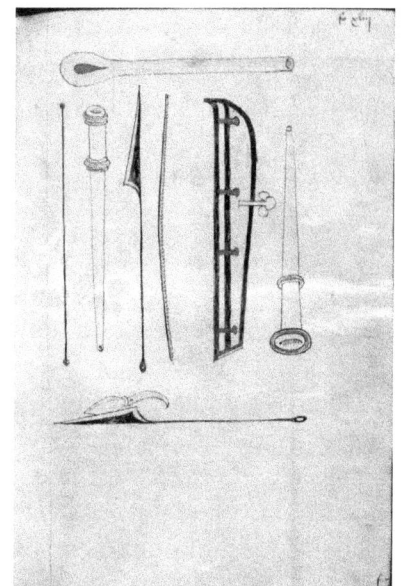

Fig. 1 Ilustración orginal de "The Infirmary for the Relief of the Poor afflicted with Fistula and other Diseases of the Rectum"

Su prevalencia real es desconocida, ya que la mayoría de los estudios se refieren a la experiencia del autor en un solo centro [5]. La incidencia de absceso perianal que evoluciona a fístula perianal va del 26% al 38% [6–8]. La edad media de aparición de la fístula perianal es de 40 ±20 años [9–12]. Es hasta dos veces más frecuente la aparición de abscesos o fístulas perianales en el varón respecto a la mujer [5,12].

Respecto a la etiología de la enfermedad fistulosa, la teoría más aceptada establece su origen criptoglandular partiendo de una infección en el espacio interesfintérico [1].

1.1 Algunos conceptos sobre la anatomía del canal anal

El canal anal se extiende desde la línea dentada hasta el margen anal. En el sujeto normal el canal anal estará, debido a la contracción tónica de los esfínteres anales, completamente colapsado y el orificio anal se visualizará como una hendidura antero-posterior en la piel del ano[13].

Desde el punto de vista quirúrgico puede decirse que se encuentra desde el borde anterior del anillo anorrectal hasta el borde del margen anal. Su longitud

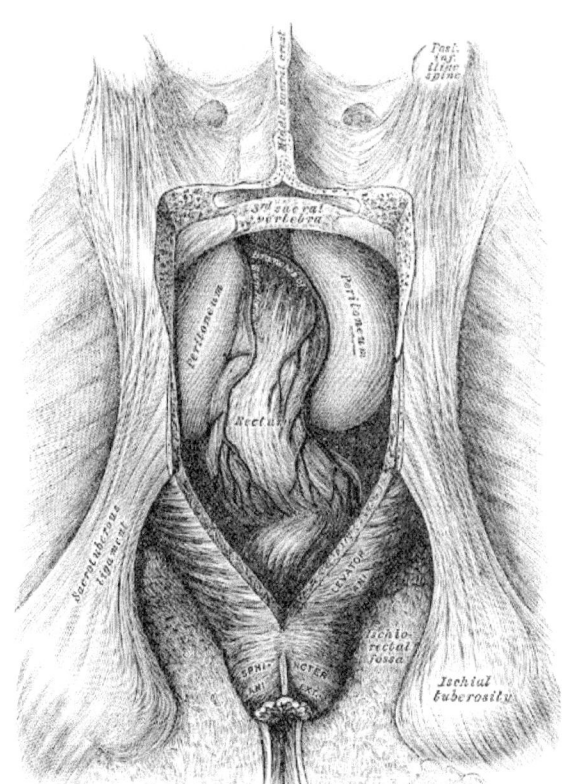

Fig. 2 Anatomía del recto tomado de Gray H. Anatomy of the Human Body. 1919.

aproximada es de 4 cm en la mujer y 4,5 cm en el varón. El área perineal abarca un radio de piel de unos 5 cm. desde el borde anal [14]. Goligher [13] sin embargo describe un canal anal de solo 3 cm de longitud al que dota de gran importancia quirúrgica por las numerosas patologías que pueden asentar a ese nivel.

La musculatura de la región anorrectal esta formada por dos cilindros, uno abrazando al otro, el interno, constituido por músculo liso e inervado por el sistema nervioso autónomo, es la continuación de la capa circular del recto. El externo por el contrario, está formado por músculo estriado y su contracción es voluntaria.

El canal anal está tapizado por diferentes epitelios según los distintos niveles. En la mitad del canal se encuentra el vestigio de la membrana cloacal, denominada línea pectínea o dentada, situada a unos 2 cm del margen anal, permite dividir la porción mucosa del canal anal de la cutánea; que es además donde comienzan las válvulas anales. Su nombre de línea dentada viene dado por la forma en dientes de sierra producida por las válvulas. Este punto señala la unión del intestino primitivo endodérmico con el proctodeo ectodérmico[13].

Por encima de la línea pectínea la mucosa rectal se pliega dando lugar a las columnas de Morgagni. Es en su base y entre éstas donde se encuentras las criptas (origen de las fístulas perianales criptoglandulares, como veremos más adelante).

Por debajo de la línea pectínea el canal anal está protegido por piel modificada, sin pelos, glándulas sebáceas y sudoríparas con escasa queratina y pigmento melánico, es lo que se denomina el pecten[13].

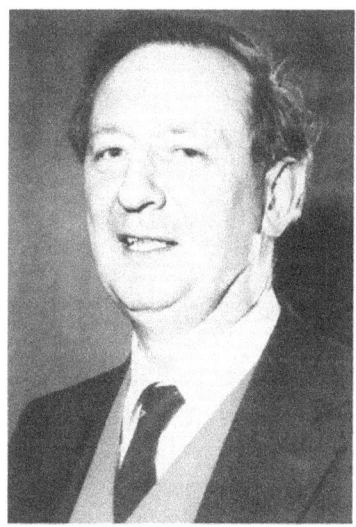

Fig. 3 Alan G. Parks

Parks[1] es quien estudia la glándula anal de forma exhaustiva destacando su importancia en la etiopatogenia de las infecciones de la región anal. En número de entre 4 y 10 están revestidas por epitelio columnar estratificado y se abren en el ápice de una cripta, a veces dos glándulas convergen en una misma cripta. De hecho, la mitad aproximadamente de las criptas carecen de comunicación glandular.

Por fuera del orificio, presentan una porción cilíndrica que se encuentra incluida en la submucosa, algunas glándulas están localizadas exclusivamente en la submucosa, pero hasta 2/3 de ellas comprenden también al esfínter interno llegando incluso a atravesarlo la mitad de ellas alcanzando el espacio interesfintérico.

Su gran importancia quirúrgica radica en el hecho de que proporcionan una vía de infección, desde el canal anal hasta la submucosa y los espacios interesfintéricos, dando lugar a la formación de abscesos y fístulas perianales [5].

1.2 Relación conceptual entre la fístula anal y el absceso perianal

Las fístulas perianales y los abscesos representan diferentes etapas de un mismo proceso patológico. El absceso es la fase aguda mientras que la fístula perianal representa el proceso crónico. Temporalmente, la fístula es precedida del absceso perianal. En la historia natural de la enfermedad, sabemos que entre un 7-40% de los abscesos desarrollará una fístula [15].

Se han realizado distintos estudios para determinar los factores de riesgo que favorecen el desarrollo de la fístula tras un absceso. En un análisis retrospectivo de una cohorte de 148 pacientes obtuvieron como factores de riesgo: la edad menor de 40 años (con un 2.3 veces más riesgo) y los pacientes no diabéticos (2.7 veces). Sin embargo el sexo, el tabaquismo, la utilización de antibióticos y el HIV no mostraron relevancia para ser considerados factores de riesgo [16]. En otro estudio [17] se planteó el papel de los antibióticos post-drenaje como profilaxis de la fístula perianal, concluyendo que el uso de antibióticos no disminuye el riesgo de desarrollar una fístula perianal.

La teoría criptoglandular sitúa el origen del absceso perianal en la infección de unas glándulas localizadas a nivel de la línea pectínea o dentada [18]. Estas glándulas se encuentran incluidas en la musculatura esfinteriana interna [15] y al infectarse se genera un proceso inflamatorio en el espacio interesfinteriano. Este proceso avanza atravesando la musculatura externa para después acabar en uno de los espacios perianales (supraelevador, isquiorrectal, perianal). Estos espacios son ocupados por material purulento produciendo tanto una respuesta sistémica caracterizada por fiebre y malestar general mediada por los factores inflamatorios y por otro lado una respuesta local basada en los signos clásicos de la infección: tumor, dolor, calor y color. La historia natural finaliza con el del material purulento a través de la piel o, en ocasiones, del anodermo (puede ser un drenaje espontáneo o quirúrgico).

Tras el episodio agudo del absceso perianal pueden seguir dos situaciones: la primera es la curación, finalizando así el proceso. La segunda es que la glándula origen persista infectada desarrollando el proceso crónico de fístula perianal.
Por tanto una fístula perianal es la perpetuación de una infección glandular que debutó en forma de absceso.

1.3 Caracterización de la fístula perianal

La fístula perianal se divide en tres partes:
1.- Orificio anal interno (OFI): es el origen de la fístula. Coincide con la zona donde

está situada la glándula infectada. Se encuentra habitualmente a nivel de la línea pectínea, aunque en ocasiones puede asentarse en el recto. En los casos en que el origen de la fístula no es criptoglandular el origen de la fístula vendrá determinado por la patología con que se relacione, por ejemplo una ulceración mucosa por enfermedad de Crohn.

2.- Orificio fistuloso externo (OFE): Es un orificio a nivel cutáneo por donde drena al exterior. Se forma en el lugar dónde se produjo el drenaje espontáneo del absceso o dónde el cirujano realizó la incisión. Una fístula perianal puede tener más de un orificio fistuloso externo. En la literatura anglosajona se refieren a este con el nombre de orificio fistuloso secundario

3.- Trayecto fistuloso: Es el trayecto que comunica el OFI con el OFE. Pueden existir múltiples trayectos. Es importante diferenciar el trayecto principal de los trayectos secundarios. El trayecto principal es aquel que comunica el OFI con el OFE atravesando la musculatura esfinteriana externa. Los trayectos secundarios serán aquellos que tienen relación con el principal pero no atraviesan la musculatura y pueden tener o no orificios fistulosos externos. El trayecto principal es el que define el tipo de fístula. Genéricamente diferenciamos dos tipos de fístulas perianales según su trayecto en relación con las musculatura del canal anal: las fístulas perianales simples son aquellas en las que el trayecto fistuloso principal atraviesa la musculatura esfinteriana por debajo del 50% de la altura total de la misma o que incluye menos de la tercera parte del mismo. Las fístulas perianales complejas son aquellas que no cumplen criterios para ser consideradas simples. Esto es de suma importancia porque nos diferencia las fístulas simples, tributarias de puesta a plano (fistulotomía) con un bajo riesgo de incontinencia ya que la musculatura esfinteriana que dejamos tras la cirugía es suficiente. De las fístulas complejas, en las que si realizásemos una fistulotomía, tendríamos un alto riesgo de incontinencia fecal.

1.4 Clasificación

Parks [1] establecería la clasificación de la fístula perianal basándose en la relación entre el trayecto fistuloso y el esfínter anal. Establecería por tanto la diferencia entre fístulas interesfinterianas, transesfinterianas, extraesfinterianas (transesfinterianas altas), combinadas y fístulas en herradura [19].

A.- Fístula superficial
B.- Fístula inter-esfinteriana
C.- Fístula trans-esfinteriana
D.- Fístula supra-esfinteriana
E.- Fístula extra-esfinteriana

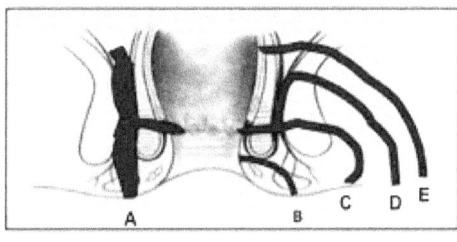
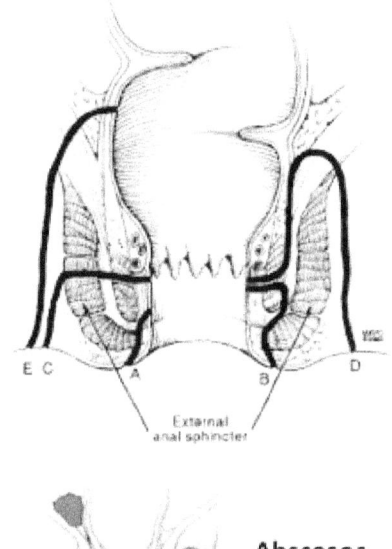
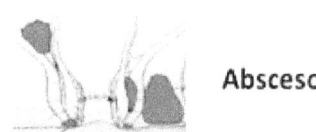

Fig. 4 Clasificación de Parks[1].

Utilizando en esta clasificación, el diagnóstico por un cirujano experto constituye el pilar básico en el manejo de esta patología. La exploración con visualización orificio fistuloso externo (OFE), la palpación de la induración subcutánea, y exploración del canal anal y recto, ofrecen los datos al cirujano para establecer el diagnóstico. Sólo en casos de fistulas complejas, recidivas alto riesgo para la continencia, serán necesarias otras pruebas complementarias [20].

Las fístulas interesfinterianas representan entre un 45-56% del total de las fístulas [1,15] las fístulas transesfinterianas bajas (20-30%) son consideradas fístulas perianales simples. El resto de fístulas podrían ser consideradas como complejas.

1.5 Diagnóstico

1.5.1 Exploración

La anamnesis y la exploración, realizando incluso una anuscopia, son fundamentales para el estudio de la fístula perianal. El tacto rectal persiste como herramienta básica para el estudio de esta patología [21].

El OFE debe explorarse en primer lugar, analizando también orificios adicionales y los estigmas de intervenciones anteriores. Seguidamente se debe palpar la induración del tejido subcutáneo que desde el orificio externo se avanza hacia el ano. Esta maniobra es de utilidad no sólo para evaluar la dirección del trayecto, sino para localizar trayectos o induraciones adicionales. A continuación se realiza un tacto rectal con el fin de localizar el OFI. El OFI suele caracterizarse como un pequeño saliente o depresión situado a nivel de la línea pectínea siguiendo la regla de Goodsall. Tanto la anuscopia como rectoscopia pueden ser de utilidad en la confirmación del OFI [21].

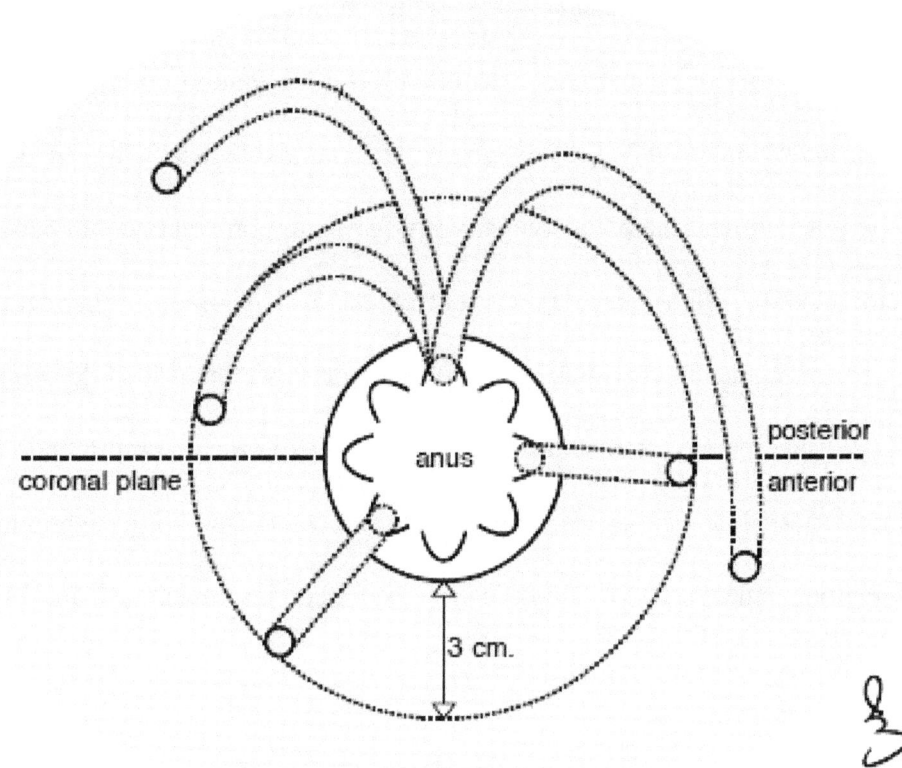

Fig. 5 Adaptado de Schouten y cols. [22].

Además el tacto rectal puede ser de utilidad para establecer un cálculo de la altura de la fístula. Para ello la referencia inferior será el surco interesfinteriano y la superior el relieve del músculo puborrectal. En la mayoría de casos una exploración física amplia en manos expertas proporciona los datos necesarios para realizar un tratamiento correcto de la fístula perianal [21].

1.5.2 Pruebas Complementarias

Las pruebas complementarias, como su propio nombre indica, complementarán la información obtenida en la anamnesis y exploración cuando a juicio del cirujano los datos obtenidos no sean suficientes. Las pruebas a las que podemos recurrir son:

- La ecografía endoanal (EEA) con sonda de 360° permite imágenes en tiempo real de alta resolución, alcanzando una distancia focal de hasta 6 cm en todo el perímetro del recto y del canal anal, permitiendo así, el estudio de la gran mayoría de las fístulas anorrectales [23,24]. La instilación de agua oxigenada a través del orificio externo permite aumentar la precisión para estudiar tanto el trayecto como para localizar el orificio interno [25-28]La EEA da información sobre 6 parámetros: trayecto, tipo de fístula, OFI, cavidades intermedias, trayectos secundarios e integridad de esfínteres. La ecografía 3D superpone y graba todos los cortes de la exploración permitiendo revisar el estudio posteriormente y modificar la proyección de visualización, haciendo más breve la exploración y más fácil de identificar y reconocer las relaciones que el trayecto fistuloso tenga con el complejo esfinteriano [29].

Se trata de una exploración simple, inocua e indolora, aunque tiene una curva de aprendizaje mayor y requiere una experiencia considerable muy explorador-dependiente. Su efectividad para la detección de la mayoría de estos parámetros se aproxima al 90% [21]; es por ello que es una prueba muy a tener en cuenta durante el estudio preoperatorio de la cirugía de la fístula [27,28,30].

- La resonancia magnética (RM) también proporciona una información muy exacta de la morfología de la fístula perianal [31,32], especialmente cuando se utiliza la bobina endoanal [33]. Es una exploración cara respecto a la EEA que requiere mayor inversión en infraestructuras y un especialista en radiodiagnóstico con conocimientos profundos de la anatomía anorrectal y de los datos que son de interés para el cirujano. Es de especial utilidad para valorar planos extraesfinterianos, sin embargo, visualizo con menor definición la musculatura esfinteriana. Un dato a favor es que nos permite diferencias el tejido inflamatorio del meramente fibroso. Está especialmente recomendada para el estudio de fístulas extraesfinterianas [21].

- La fistulografía ha sido reemplazada por la EEA y la RM. Su empleo hoy día es anecdótico [5]. Quedando relegada a aquellos casos en los que estas dos exploraciones no aporten datos de utilidad. Su utilidad podría persistir en las falsas fístulas anales, las enterocutáneas o por fistulización de una tumoración presacra, así como las fístulas en las que el orificio externo está muy alejado del ano [21].

- La Tomografía Computarizada (TC) se ha utilizado con contraste a través del OFE, aunque no es superior a las pruebas anteriores complementando las indicaciones comentadas en la fistulografía [21].

- Otras exploraciones como son el enema opaco o la fibrocolonoscopia pueden tener indicaciones en casos seleccionados.

- La exploración bajo anestesia general permanece como una opción, utilizando un juego de estiletes con diferentes incurvaciones, separadores anales y con la instilación de agua oxigenada y/o azul de metileno diluido, puede proporcionar información útil sobre los trayectos y el OFI [21], especialmente en la fístula perianal asociada a la enfermedad de Crohn.

Una vez completado el estudio de una fístula perianal que se supone compleja, se deberían tener claros los siguientes datos: Porcentaje de longitud de esfínter afectado por el trayecto, número de trayectos, cavidades, abscesos y localización del OFI [21].

1.6 Tratamiento

Hay que diferenciar entre el tratamiento del absceso perianal cuyo pilar es el drenaje del de la fístula, más complejo. Sin embargo, una cuestión interesante es qué hacer si en el momento de realizar el desbridamiento de un absceso perianal objetivamos una fístula. Una revisión de la Cochrane del 2010 [34] concluye que la evidencia publicada muestra que la cirugía de la fístula en el momento del drenaje del absceso reduce significativamente la recidiva o la persistencia del absceso/fístula o la necesidad de nuevas cirugías. No existe incremento estadísticamente significativo de la incontinencia tras la cirugía de la fístula con el desbridamiento del absceso. La intervención puede recomendarse en pacientes seleccionados y por personal entrenado.

El único tratamiento para la curación de la fístula es el quirúrgico y obedece a 3 principios básicos que han de cumplirse: eliminación del trayecto fistuloso, preservar la continencia esfintérica y prevenir una nueva recurrencia [35]. Existen diversas alternativas que cumplen estos 3 criterios sin que exista una evidencia clara a favor de unas u otras [36, 37]. Ni la frecuencia de recidiva ni la continencia postoperatoria han mejorado pese a los cambios técnicos en los últimos 25 años. El ratio persiste elevado con cualquiera de las técnicas validadas en la actualidad [38].

Podemos dividir las técnicas quirúrgicas existentes atendiendo a si incluyen la sección esfinteriana o lo preservan. Las técnicas del primer grupo presentan tasas de curación más altas pero como contrapartida las tasas de incontinencia son mayores. La importancia que el paciente da a la posibilidad de sufrir una incontinencia tras el tratamiento de una fístula perianal está reflejada en estudio de Ellis y cols. [39] de 2010. Se propuso un cuestionario con distintas técnicas diferentes a 74 pacientes. Se daban unos resultados de eficacia de cada procedimiento asociados a unos porcentajes de incontinencia. El 74% de los pacientes eligieron la técnica preservadora de esfínter respecto a los que eligieron la fistulotomía (26%) p<.0001. Concluyen afirmando que la mayoría de los pacientes da más valor a una preservación de la función esfintérica sacrificando para ello la tasa de curación.

1.6.1 Técnicas con sección esfinteriana

Las principales representantes de estas técnicas son la fistulotomía, la fistulectomía y el sedal cortante. La fistulotomía consiste en la puesta a plano de todo el trayecto fistuloso con sección de la musculatura esfinteriana externa e interna que se encuentre por debajo del mismo desde el OFE hasta el OFI. La fistulectomía es la resección de todo el trayecto fistuloso con sección de la musculatura esfinteriana externa e interna que se encuentre por debajo del mismo desde el OFE hasta el OFI. La efectividad de ambas técnicas es alta con tasas de curación que oscilan entre el 93-100% pero las tasas de incontinencia oscilan entre un 18% y un 50% cuando se incluye el ensuciamiento. [38,40–42]. Los estudios funcionales [43] de estos pacientes antes

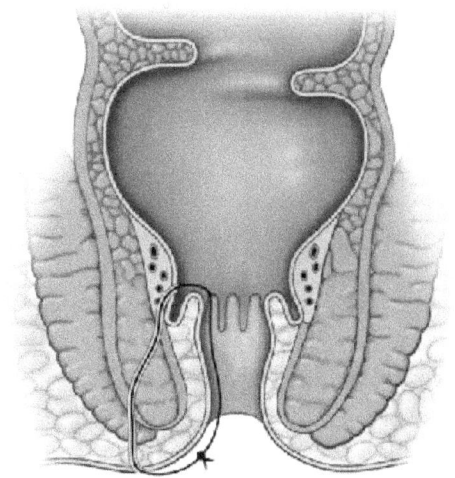

Fig. 6 Fístula tratada mediante sedal. Ilustración de www.colorectalcentre.co.uk.

y después de la fistulotomía han demostrado que cualquier sección del esfínter anal conlleva una disminución del tono basal y del tono máximo de contracción, que puede asociarse a cambios en la continencia hasta en un 50% de los pacientes.

1.6.2 Técnicas preservadoras del esfínter

Buscan el cierre de la fístula sin realizar sección de la musculatura esfinteriana con lo que el riesgo de presentar incontinencia es mínimo. Las principales son el colgajo de avance mucoso, los plugs en el trayecto fistuloso, la inyección de sellantes y la ligadura interesfinteriana del trayecto fistuloso (LIFT en inglés).

Colgajo de avance mucoso

La primera técnica preservadora descrita fue el colgajo endoanal/endorrectal de avance. Es considerada una técnica preservadora porque no se produce división de la musculatura. Se fundamenta en el desbridamiento/limpieza del trayecto fistuloso o incluso fistulotomía del mismo, movilización de un colgajo bien vascularizado de mucosa, submucosa e incluso parte del esfínter interno rectal para cubrir el OFI asociando o no cierre del trayecto fistuloso antes de cubrirlo. Las tasas de curación oscilan entre 77-100% [44-47]. Es importante el tiempo de seguimiento de estos pacientes cuando hablamos de tratamientos de fístulas perianales. Ortiz y cols. [45] en un estudio retrospectivo con 91 pacientes y con un seguimiento medio de 42 meses objetivó una tasa de recurrencia del 19%. El tiempo medio de recidiva fue de 5 meses y no hubo ninguna recidiva más allá del primer año de seguimiento. Van Koperen en dos estudios [48,49] evalúa sus resultados a largo plazo del colgajo de avance para fístulas complejas y refiere que tras 76 meses de seguimiento la recurrencia observada fue del 21% y la incontinencia en forma de ensuciamiento del 40%. Este último dato es importante ya que aunque se considera clásicamente como una técnica preservadora del esfínter presenta la incontinencia como un potencial efecto secundario.

El estudio de Abbas [44] muestra una tasa de incontinencia menor (ensuciamiento, incontinencia a gases) del 8% y, tras dos meses de seguimiento, una completa resolución. Otros estudios muestran tasas de incontinencia menor entre 0-23% [46,50,51].

Uribe y cols. [50] realizan un estudio prospectivo con 56 pacientes con fístulas perianales complejas que fueron tratados con colgajo de avance. Realizó manometría pre y postoperatoria a todos los pacientes. Objetivando una disminución significativa en la presión media basal y de máxima contracción en el control de los tres meses. Su tasa de incontinencia global del 21%. En otro artículo español [52] realizaron un estudio manométrico a todos los pacientes con fístula perianal compleja que posteriormente aleatorizaban entre dos tratamientos: colgajo de avance versus fistulotomía junto a esfinterorrafia primaria. Ambos grupos tuvieron una tasa de curación equivalente a los dos meses. Los datos manométricos mostraron una disminución significativa de la presión basal postoperatoria

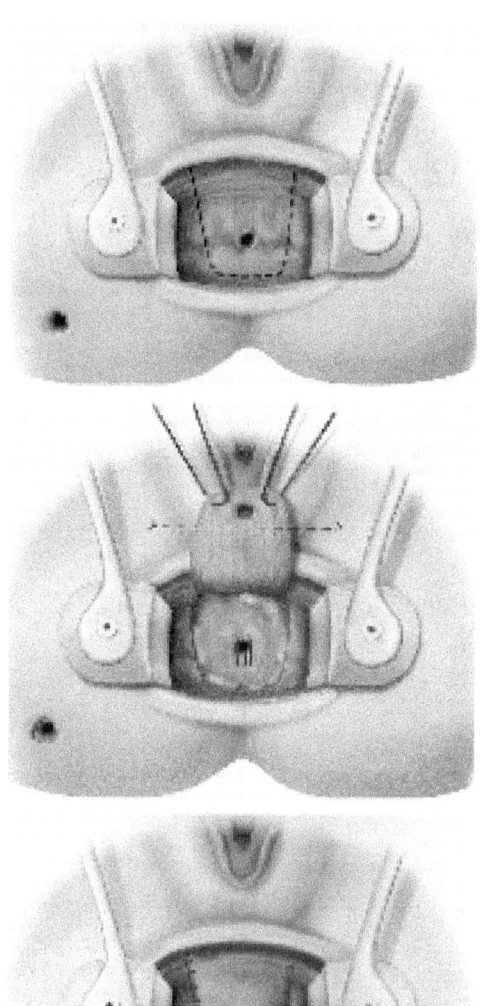

Fig. 7 Colgajo de avance mucoso. Ilustración de Prof. David Jayne, Universidad de Leeds.

en los dos grupos pero solamente en el grupo de colgajo de avance se objetivó una presión de contracción máxima disminuida. Ambos grupos tuvieron, a pesar de estos hallazgos manométricos, la misma tasa de incontinencia.

Existen estudios que han intentado mejorar los resultados del colgajo de avance con varias modificaciones técnicas. Así Van der Hagen [53] propone la utilización de un sedal laxo para el tratamiento de la sepsis previo al colgajo de avance. Obtiene, con este método, una tasa de éxito en 25 de 26 pacientes tratados. Otros autores sugieren que la combinación de fibrina con el colgajo de avance podría mejorar los resultados sin que existan estudios en este sentido hasta el momento. Un estudio de Alabama [54] aleatoriza 58 pacientes en dos grupos. En la rama del colgajo de avance obtiene una recidiva de 20% mientras que en la rama de colgajo avance con fibrina la recidiva es del 46,5% (p<0.05). En otro estudio [48] comparan dos series consecutivas de pacientes, una con colgajo de avance y otra añadiendo fibrina al colgajo. Obtienen una diferencia estadísticamente significativa entre la recidiva en el grupo del colgajo (13%) frente al grupo del colgajo con fibrina (56%) (p=0.014). Concluyen que la obliteración del trayecto con fibrina empeora el resultado del colgajo de avance. En una carta al editor un grupo holandés [55] comenta que tras más de 300 colgajos de avance obtienen una tasa de fracaso del 33%. Tras analizar los fracasos observan que el colgajo ha cicatrizado completamente excepto en el lugar donde estaba el OFI. La explicación que dan a este hallazgo es que el trayecto residual se mantenga inflamado. Realizan dos estudios piloto para intentar añadir al colgajo de avance un tratamiento del trayecto. En el estudio con cola biológica con 8 pacientes solamente cura un paciente y otro estudio piloto con plug con 8 pacientes solamente curan 2. En ambos estudios pilotos observan alta incidencia de abscesos postquirúrgicos. Concluyen que la obliteración del trayecto empeora los resultados del colgajo de avance.

La cuestión de qué grosor del colgajo tiene mejor resultados fue respondido en un estudio de 2008 [56] donde demostraron que los pacientes tratados con colgajos de grosor parcial (mucosa-submucosa) tenían unas tasas más altas de fracaso respecto a los colgajos de grosor total (mucosa-submucosa-esfínter anal interno) (35% vs. 5% de fracaso).

Colocación de plug

Recientemente se han desarrollado plugs para el tratamiento de fístulas perianales complejas. Consisten en una matriz acelular que actúa como andamio para la epitelización del trayecto fistuloso. Están diseñados para tener una alta resistencia a la infección. Los estudios iniciales consiguieron altas tasas de curación. El primer estudio publicado en 2006 [57] incluía 46 pacientes con un seguimiento medio de 12 meses obteniendo una tasa de curación de hasta el 83% de los pacientes. Los estudios posteriores sin embargo, presentan resultados dispares. Así, en el grupo de la Cleveland con un total de 35 pacientes obtuvieron una tasa de curación de solamente un 13,9% [58]. En cambio Lenisa y cols. [59] presentan un estudio prospectivo de dos centros en que analizan resultados a largo plazo (3 años) del tratamiento con plug de colágeno en 60 pacientes. Todas las fístulas fueron de origen criptoglandular complejas. No reportan complicaciones, las tasas de cicatrización fueron de hasta el 90,6%. Una revisión publicada en 2010 [60] recogió 25 trabajos, analizando 317 pacientes reportando una tasa de curación entre el 24 % y 92%. Cabe destacar que en los estudios prospectivos con fístulas perianales complejas la tasa de curación ascendió hasta entre 35-87%. La baja morbilidad reportada con una formación de abscesos de entre el 4-29% hizo concluir que se trata de un método seguro pero de resultados muy dispares.

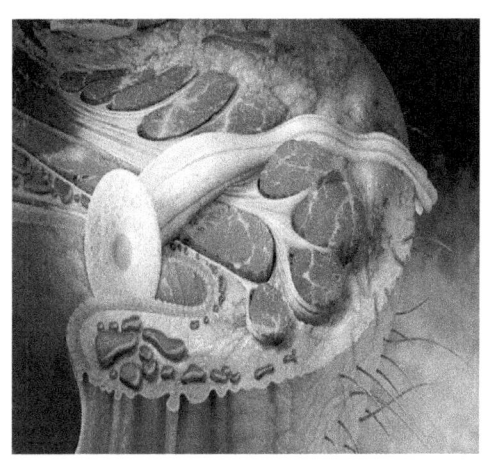

Fig. 8 Ejemplo de plug. Ilustración © 2010 McMahon Publishing.

Existen pocos estudios prospectivos que comparen el tratamiento del plug con otras técnicas. En 2009 el grupo de Pamplona [61] publicó un estudio que comparaba el tratamiento con el plug con el colgajo de avance mucoso. Al cabo de un año abandonaron el estudio por la alta tasa de fracaso en el grupo del plug, cercana al 80%. Sin embargo, con posterioridad, otro estudio prospectivo, multicéntrico, aleatorizado y doble ciego comparó 60 pacientes, 29 con colgajo y 31 con plug, alcanzando tras 11 meses de seguimiento una recurrencia del 71% en el grupo del plug y 52% en el colgajo aunque las diferencias no fueron estadísticamente significativas [62].

Un grupo canadiense [63] realizó un estudio retrospectivo analizando todos los pacientes tratados de una fístula transesfinteriana alta a las 12 semanas entre cuatro diferentes técnicas quirúrgicas: plug, colgajo de avance, sellante biológico y sedal, consiguiendo tasas de curación del 59,3%, 60,4%, 39,1% y 32,6% respectivamente. Pese a los mejores resultados del colgajo, recomiendan el plug como técnica de lección por su alta reproductibilidad y baja morbilidad. El grupo de San Francisco [64] realizó un comparativo retrospectivo entre el plug y el colgajo de avance, obteniendo una tasa de curación del 34% y 62% (p=0.045) respectivamente. El grupo de Minnesota [65] en su estudio retrospectivo con 43 pacientes obtuvo resultados similares.

No cabe la menor duda de que existen múltiples factores que provocan esta gran disparidad de resultados. Existen estudios que han utilizado plugs de otros materiales; Buchberg [66] en un estudio retrospectivo, compara los resultados entre el plug de Cook (n=16) con los de un plug hecho de Gore Bio-A (n=11) aunque otros autores, como de la Portilla [67] alertan sobre tasas de éxito muy inferiores. La tasa de éxitos en el grupo de Cook es del 12,5% y en el de Gore 54,5%. Otro grupo ha estudiado el papel de la longitud del trayecto fistuloso; McGee [68] sobre un total de 42 pacientes tratados con plug con una tasa de éxito de 43% los clasificó en dos grupos, trayecto fistuloso mayor de 4 cm. y trayecto menor de 4 cm. El primer grupo tuvo una tasa de éxito 3 veces mayor que el segundo grupo (p=0.004). La utilización de sedales previos para disminuir la sepsis no parece que sea un factor determinante [69]. Un grupo alemán [70] encuentra que el tabaco y la diabetes mellitus son factores asociados a fracaso del tratamiento. Christoforidis en una editorial publicada en 2010 en Diseases of Colon and Rectum [71] titulada "¿Quién se beneficia del plug para el tratamiento de la fístula perianal?" resume los diferentes factores estudiados y nombra la curva de aprendizaje como un factor a tener en cuenta aunque aclara que la técnica no presenta especial dificultad y que además después del consenso establecido en 2008 [72] la técnica está perfectamente acotada y descrita.

Otro de los puntos críticos es el coste del producto. Solamente existe un estudio de costes realizado en Canadá [73] comparando el coste del tratamiento con plug con el del colgajo de avance. Concluyen que el tratamiento con plug presenta un coste-beneficio mayor que el colgajo de avance.

Ligadura interesfinteriana del trayecto fistuloso (LIFT)

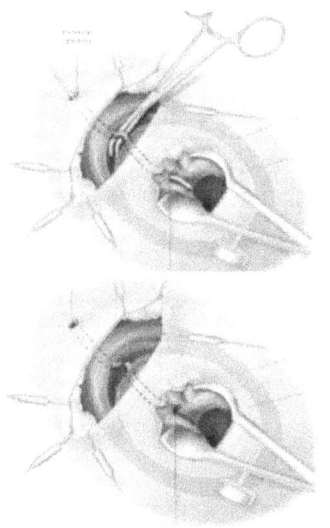

Es una técnica relativamente novedosa consistente en realizar un abordaje del trayecto fistuloso a través del espacio interesfinteriano. Una vez aislado el trayecto se realiza la ligadura del mismo. Descrita por primera vez por Shanwani y cols. [74] en 2010 con una tasa de curación de la fístula del 82,2% en 45 pacientes. No hace referencia a la tasa de incontinencia. En otro estudio [75] con 25 pacientes las tasas de curación fueron del 68%.

Fig. 9 LIFT. Ilustración de Prof. David Jayne. Universidad de Leeds.

Aunque los resultados son prometedores y es una técnica segura y eficaz, son necesarios más estudios aleatorizados que la comparen con otras técnicas preservadoras del esfínter [76].

1.6.2.4 Utilización de sellantes biológicos

Fibrina

Técnica inicialmente descrita en los años 80 en fístulas postoperatorias [77]. Prosiguiendo con la búsqueda de alternativas eficaces con menor porcentaje de complicaciones, se han realizado estudios en los que se proponen los pegamentos biológicos como sellantes del trayecto del mismo tras un curetaje previo. A partir de los 90 se empiezan a publicar los primeros estudios con fístulas perianales [78,79].

El pegamento de fibrina es un sellador de tejidos que utiliza la activación de la trombina para formar un coágulo de fibrina que sella físicamente el trayecto fistuloso. El coágulo se va gradualmente degradando por fibrinólisis mientras se inicia el proceso de cicatrización del tejido para sellar permanentemente el trayecto [80].

Existe, al igual que en los tratamientos previos, una gran disparidad de resultados en cuanto a tasas de curación. Todos los estudios coinciden en señalar que no se produce incontinencia. Los principales estudios basados en sellantes de fibrina quedan reflejados en la siguiente tabla:

Tabla 1 Tratamiento de la fístula perianal con fibrina. Porcentaje de éxito y número de casos en las distintos series.

Autores	N	Éxito %
Patrlj y cols. [81]	69	74
Maralcan y cols. [82]	36	83
Sentovich [83]	48	69
Cintron y cols. [84]:	26	54
Lindsey y cols. [85]:	40	50
Yeung y cols. [86]:	40	50
Adams y cols. [87]:	36	61
Tyler y cols. [51]	89	55
Witte y cols. [88]	34	55
Zmora y cols. [80]	60	53
De Oca y cols. [89]	28	68
De Parades y cols. [90]	30	50
Loungnarath y cols. [91]	39	31

En un primer momento predominaban los estudios en que se empleaban crioprecipitados autólogos y trombina bovina reconstituida [92,93], pero en los últimos años han proliferado los que apuntan al plasma donante como una mejor alternativa [94]. Pese a unos primeros resultados muy buenos con altos índices de curación, otros trabajos posteriores rebajaron estas expectativas. Las tasas de curación comunicadas hasta el momento varían en gran medidas desde el 14% al 85% [85,95], por lo que nuevos estudios son necesarios. No existen series largas ni estandarización de la técnica que permite extraer conclusiones claras de estos estudios. Aunque diversas guías clínicas propones su uso con niveles de evidencia de grado IV.

La ASCRS en su guía de práctica clínica sobre las fístulas perianales [96] concluye que las fístulas perianales complejas pueden ser tratadas con desbridamiento y sellante de fibrina. Nivel de evidencia: IV. Grado de recomendación: B

La Association of Coloproctology of Great Britain and Ireland en su guía clínica[97] concluye que las fístulas perianales simples y complejas pueden ser tratadas mediante desbridamiento y sellante de fibrina. Nivel de evidencia III. Grado de recomendación: B. En esa misma guía clínica ya aconsejan la utilización de la fibrina como primera opción en algún tipo de fístula.

BioGlue

BioGlue© (CryoLife Inc., Kennesaw, Georgia, USA) está compuesto por suero de albumina bovina purificado y glutaraldehido. Hasta tres grupos[98–100] han descrito su uso en fístula perianal con tasas de curación muy bajas y asociándose a complicaciones sépticas[100], lesión nerviosa y necrosis. Los tres grupos coinciden en recomendar evitar su uso en el tratamiento de la fístula perianal idiopática[101].

Cianoacrilato

N-butil-2-cianoacrilato, Glubran® (GEM S.R.L., Viareggio (LU), Italia) ha presentado tasas de éxito de entre el 67–95%. En estas tasas se incluyen pacientes que requirieron más de una instilación. El tiempo medio de seguimiento fue de 6-34 meses [101].

2. Plasma Rico en Factores de Crecimiento (PRGF)

El plasma rico en factores de crecimiento (PRGF) es un hemoderivado autólogo con altas concentraciones plaquetarias, utilizado para dirigir y maximizar la reparación de heridas, ya sean quirúrgicas o no.

2.1 Contexto histórico

Ya en los trabajos de Thomas [102]; aportaba de forma natural los factores que contribuyen a la cicatrización, utilizando gusanos para la curación de las heridas. Incluso en las batallas napoleónicas los utilizaban para evitar la sobreinfección al remover el tejido necrótico y promover la cicatrización de las heridas provocadas en la batalla.

Son los traumatólogos los que se inician en esta línea de investigación mediante el uso de mallas de fibrina [103]. Gil-Albarova y cols. plantean que en la cascada de la coagulación se desencadenan reacciones en las que las células sanguíneas quedan atrapadas en dicha malla. Entre estas células se encuentran las plaquetas, que no sólo tienen como función el taponamiento de los vasos sanguíneos sino también el de participar en la cicatrización ya que en su interior se almacenan proteínas que catalizan la misma. Éstas proteínas son los factores de crecimiento que producen señales peptídicas moleculares que cambian el comportamiento de las diferentes células que intervienen en la reparación y desarrollo de los tejidos, mediando en el proceso biológico de la migración, proliferación, diferenciación y metabolismo celular [104].

Basándose en esto Tayapongsak y cols. [105] comienza a utilizar la fibrina autóloga en cirugía maxilofacial. En esta primera acuñación del término fibrina autóloga se describe la adaptación de la fibrina en el suero para vehicular el injerto. La fibrina se obtuvo al añadir agentes anticoagulantes a la sangre extraída y tras centrifugación de la misma. Los elementos formes quedan en el fondo del recipiente y se constituye así el suero con fibrina. Las plaquetas, como elemento menos pesado quedan en suspensión en el suero y embebidas en la fibrina. Esta combinación de plaquetas y fibrina obtuvo los mejores resultados en la cirugía.

En 1998 Robert Marx [106] acuña el término plasma rico en plaquetas (PRP) que perdurará en la literatura científica, describiendo su procedimiento de obtención. Consiste en la centrifugación de la fibrina autóloga para decantar sus elementos formes utilizando para ello unos parámetros determinados, quedando los hematíes, con mayor peso molecular, en el fondo, sobre estos, las células blancas y encima de las mismas, plaquetas, constituyendo estas los últimos elementos formes antes de la fibrina propiamente dicha.

Hasta la descripción de este método por parte de Marx no se había planteado su uso en cirugía reconstructiva. Los métodos previos, basados en la plasmaféresis, requerían de mayor cantidad de infraestructuras y mayor aporte sanguíneo, restringiendo su uso. Otras técnicas también descritas utilizaban centrifugadoras específicas y aunque en menor medida que en la plasmaféresis, volúmenes de sangre excesivos.

2.2 Agresión tisular. Reparación. Regeneración

La agresión tisular tiene como resultado la modificación del tejido afecto, a lo que sigue una respuesta del organismo con intención de restituir este tejido afectado. El proceso comienza con la formación del coágulo sanguíneo que aporta las proteínas precisas para formar un tejido fibroso y cicatricial. Este mecanismo es conocido como reparación.

Ocasionalmente este proceso no consiste en una reparación sino en la instauración de un tejido igual al previo con arquitectura y función estrictamente iguales. Es entonces cuando hablamos de regeneración tisular.

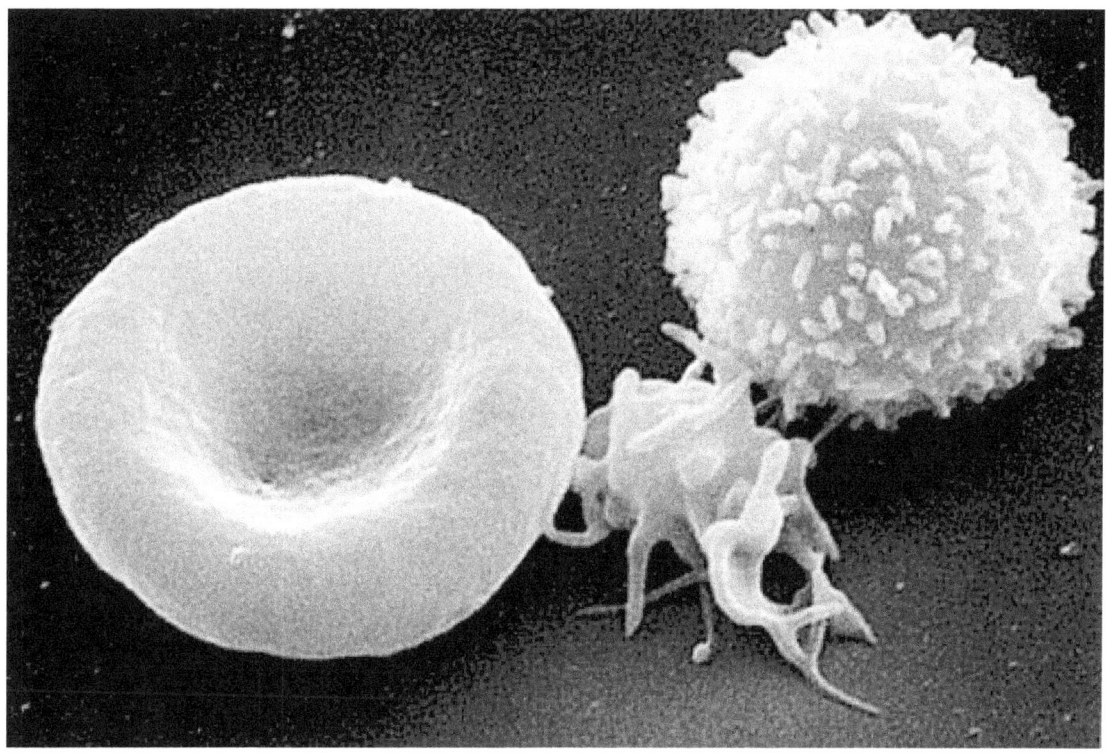

Fig. 10 Imagen tomada con un microscopio electrónico de barrido en la que se observa, de izquierda a derecha: un glóbulo rojo, una plaqueta y un glóbulo blanco. Imagen de Electron Microscopy Facility at The National Cancer Institute at Frederick.

En el coágulo sanguíneo formado en las heridas existen los componentes estratégicos, que producen cualquiera de los dos procesos que se pueden producir, reparación o regeneración. En la cascada de la coagulación se desencadenan reacciones en las que las células sanguíneas quedan atrapadas en dicha malla. Entre estas células se encuentran las plaquetas, que no sólo tienen como función el taponamiento de los vasos sanguíneos ya que en su interior se almacenan proteínas que catalizan los procesos de la cicatrización. Éstas proteínas son los factores de crecimiento que producen señales peptídicas moleculares que cambian el comportamiento de las diferentes células que intervienen en la reparación y desarrollo de los tejidos, mediando en el proceso biológico de la migración, proliferación, diferenciación y metabolismo celular [104].

2.3 Papel de los factores de crecimiento en la reparación tisular

Las plaquetas son elementos anucleares constituidos por fragmentos citoplasmáticos derivados del megacariocito, miden 3 μm aproximadamente, actúan en la coagulación de la sangre, en la retracción y disolución del coagulo y en los procesos de cicatrización. Estas son las primeras células que actúan cuando se produce un daño, y sufren desgranulación en los sitios de las heridas, liberando entre otros los factores de crecimiento.

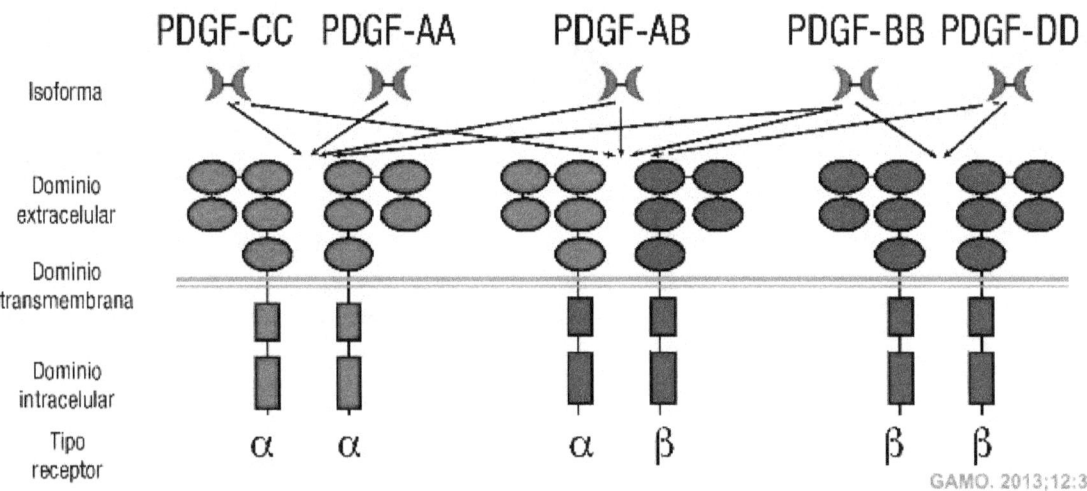

Fig. 11 Interacción de los insertos de PRGF con sus receptores, tomado del artículo de Dip-Borund y cols. [108]

Según las cadenas que formen la estructura del factor de crecimiento podemos encontrarnos con 3 formas: PDGF-AA, PDGF-BB y PDGF-AB. El PDGF tiene un peso de 30 Kda, y es secretada por las plaquetas en los estados iniciales de la reparación [107].

Entre sus acciones podemos destacar su participación en la glucogénesis, la regulación del crecimiento y diferenciación celular en el sistema nervioso central durante su desarrollo. Además aumenta la regeneración periodontal y produce mitosis y quimiotaxis en células de linaje odontoblástico, estimula la producción de colágeno tipo I por los osteoblastos, el cual es el principal componente de la matriz extracelular del hueso. También influyen en la formación otras proteínas además del colágeno citado y disminuye los efectos de los lipopolisacáridos sobre los fibroblastos. Asimismo podemos destacar que puede estimular las somatomedinas y que se ha involucrado en el desarrollo de agrandamientos gingivales tras la toma de fenitoína. La fenitoína aumentaba la producción de PDGF por los macrófagos y la excesiva producción de este factor en la encía provocaba su hipertrofia[109].

Cuando el hueso sufre daño o fractura los osteoblastos expresan en su superficie mayor cantidad de receptores para el Factor de Crecimiento derivado de las plaquetas (PDGF). También juega un papel predominante en la patogenia de la aterosclerosis como principal agente quimiotáctico para las células musculares lisas (CML). En la pared arterial, el PDGF modula de manera autocrina la producción de otros factores de crecimiento de progresión, como el factor de crecimiento derivado de la insulina I (IGF-I), a su vez implicado en la respuesta proliferativa de la CML de la lesión aterosclerótica. Es también de vital importancia en el desarrollo embriológico del esqueleto, así como, estimula la mitosis debido a que interviene en la regulación del calcio intracelular y del pH [110].

La obtención de Plasma Rico en Plaquetas (PRP) y su forma activa-PRP (APRP) con niveles elevados de factores de crecimiento y citoquinas se ha extendido rápidamente en el mundo clínico demostrando elevada efectividad para acelerar la restauración tisular en los defectos osteocondrales [109,111], lesiones tendón/ligamento [110,112,113], y heridas crónicas de la piel (pacientes diabéticos y úlceras por presión) [109]. La obtención de APRP consiste en la extracción de sangre del paciente y posterior acumulación y activación de la sub-población de plaquetas durante la cual se produce la liberación de factores de crecimiento requeridos para el proceso de cicatrización como el PDGF, TGF-β, factor de crecimiento endotelial vascular (VEGF), FGF y el EGF. También contienen una serie de macrófagos y monocitos mediadores como el RANTES, lipoxina, y una serie de interleucinas capaz de mediar la inflamación [111]. En otros estudios se han utilizado factores de crecimiento recombinantes para su incorporación en la matriz tisular lo que ha permitido el control de su concentración y homogenizar su respuesta.

Diversos estudios utilizan factores de crecimiento o citoquinas aislados de muestras biológicas o de origen recombinante para su incorporación a estructuras tridimensionales para modificar la respuesta celular. Sin embargo, esta estrategia encarece el procedimiento siendo difícil conseguir concentraciones fisiológicamente relevantes. En este sentido, la utilización de APRP ha demostrado ser un método eficiente y rentable para conseguir una adecuada concentración de factores de crecimiento a pesar de presentar cierta variabilidad entre los distintos lotes empleados.

2.4 Obtención del plasma rico en factores de crecimiento (PRGF)

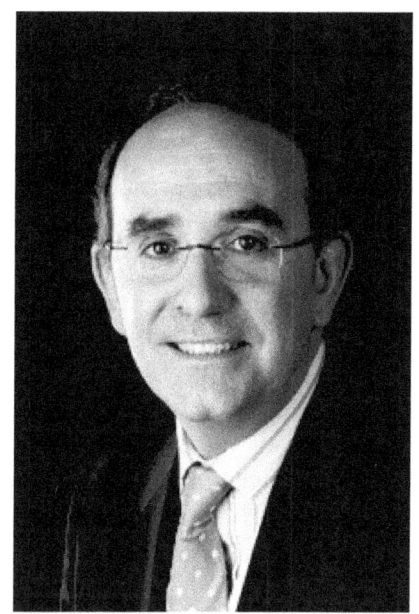

Fig. 12 Eduardo Anitua.

Es Anitua [114] quien describe la obtención y uso del plasma rico en factores de crecimiento (PRGF) utilizando para ello un método ambulatorio, sin grandes infraestructuras y con una pequeña aportación sanguínea. Consigue así, de forma ambulatoria y con una centrifugadora de laboratorio convencional resultados clínicos esperanzadores.

El sistema utilizado por Anitua se popularizó dada su sencillez. La extracción de sangre se realiza mediante venopunción en la flexura del brazo; esta sangre es vertida en un tubo de ensayo, en el que para evitar su coagulación, hay citrato sódico. Se realiza la centrifugación para conseguir la decantación (al igual que en el procedimiento descrito por Marx) de los distintos elementos formes, separando los más pesados de los más ligeros. Tras esto, mediante pipetas convencionales de laboratorio, es extrae el sobrenadante con baja concentración de plaquetas, aspirando la superficie del fluido. Debajo de este se absorbe la zona del plasma rica en plaquetas, justo por encima de la serie roja [115]. Este diseño y sistematización de un método de obtención de PRGF a partir de pequeñas cantidades de sangre ha supuesto un importante avance en la aplicación terapéutica de estos factores.

2.5 Componentes del plasma rico en factores de crecimiento (PRGF)

Existen múltiples componentes del PRGF. Los principales son el factor de crecimiento derivado de plaquetas, factor de crecimiento endotelial vascular, factor de crecimiento transformador tipo beta, factores de crecimiento epidérmico, factor de crecimiento fibroblástico y factores de crecimiento insulínico tipo I. La mayoría de estas sustancias son de naturaleza proteica y junto a hormonas y neurotransmisores desempeñan una importante función en la comunicación intercelular [116]. Promueven las síntesis de matriz extracelular, estimulan la síntesis de colágeno tipo I, fibronectina y osteonectina, sedimentación de matriz extracelular y quimiotaxis, disminuyen la síntesis de metaloproteínas y de factor activador de plasminógeno, con lo cual disminuye la destrucción de matriz extracelular. Se inhibe la formación de osteoclastos, pero se promueve la resorción ósea por el mecanismo de las prostaglandinas [117]. Se promueve la reparación y regeneración celular estimulando la mitosis y migración celular, así como promoviendo la síntesis de proteínas como la fibronectina [118]. Contiene también agentes quimiotácticos para células vasculares endoteliales, promoviendo así la neovascularización de la herida. Se ha observado acción proangiogénica por acción quimiotáctica sobre células endoteliales.

2.6 Modulación de los factores de crecimiento

Los factores de crecimiento están regulados por diversos mecanismos que controlan su activación genética. La transcripción y translación del gen del factor de crecimiento, la modulación de la señal de emisión por su receptor, el control de la respuesta celular por moléculas de acción antagónica o el control extracelular dado por la molécula que es captada del medio por la matriz extracelular son algunos de estos mecanismos [119,120].

En estudios in vitro se demostró que los factores de crecimiento son transportados por el suero sanguíneo bien en el propio plasma, bien en el interior de las plaquetas. Los factores intraplaquetarios se encuentran condensados conformando los gránulos Alfa [121]. La lisis plaquetaria vierte el contenido de estos gránulos, aportando su capacidad de regeneración y remodelación extracelular.

2.7 Usos del plasma rico en factores de crecimiento (PRGF)

Los usos del plasma rico en factores de crecimiento son abundantes, habiéndose aplicado en cirugía maxilofacial y dental para la reparación de defectos provocados por la extracción dental [122] o resección tumoral [123], así como para alveoloplastía [124]. Otras especialidades han estudiado su efecto en procedimientos quirúrgicos, como son la acromioplastia [125], artroscopia [126], ritidectomía con injertos de grasa [127] heridas de piel [128,129] e infiltración por lesión de ligamento de tobillo [130], donde reportan aceleración en la cicatrización y disminución del riesgo de infección, menores molestias posquirúrgicas y recuperación más rápida. Incluso se ha descrito su éxito en el tratamiento de fístulas nasopalatinas con un porcentaje de éxito del 90% [131]. Sin embargo, pese a todas estás aplicaciones, su uso permanece discutido [111].

3. Aplicación del PRGF a la fístula perianal criptoglandular

Al igual que en otros campos, el plasma rico en factores de crecimiento (PRGF) presenta una potencial aplicación al tratamiento de la fístula perianal criptoglandular. Se han realizado ya experiencias con series pequeñas a este respecto.

Van der Hagen y cols. [132] realiza una primera experiencia en 10 pacientes. La técnica que describe será setón no cortante más cierre definitivo utilizando PRGF asociado a colgajo de avance mucoso. Reportan un 90% de curación con un seguimiento medio de 26 meses sin asociar incontinencia ni otras complicaciones.

Gottgens y cols. [133] realizó un estudio retrospectivo multicéntrico de serie de casos que englobó a 25 pacientes (17 varones y 8 mujeres, edad media de 49 años) con fístulas perianales criptoglandulares altas a los que se les realizó un tratamiento quirúrgico por etapas. En este estudio primero colocó sedal y tras esto se intervinieron aplicando PRGF autólogo y un colgajo de avance mucoso. El seguimiento medio fue de 27 meses. La fístula se consideró curada cuando el orificio fistuloso externo estaba cerrado y no existía sintomatología alguna relacionada, enfatizando la comprobación al objetivarse ausencia de salida de material a la expresión de la zona. Se consideró fracaso de tratamiento el no cumplimiento de los criterios para curación de la fístula al tercer mes de la cirugía final. El tratamiento fue exitoso en el 100% de los pacientes. Durante el seguimiento se detectaron 4 recurrencias (tiempo medio para recurrencia 115,5 días). En sólo 4 pacientes se identificó incontinencia postoperatoria severa (Vaizey>6) aunque no existía información relativa a la incontinencia previa a la intervención. Concluyen que la técnica que proponen presenta bajas tasas de recurrencia, complicaciones e incontinencia, por lo que podría ser una opción válida para el tratamiento de esta patología.

En el estudio piloto sobre 10 pacientes de Fernández-Hurtado y cols. [134] alcanzan tasas de curación de hasta el 40% a los seis meses, que no es superior a la conseguida con fibrina sola. Concluyen que el tratamiento con fibrina enriquecida con plaquetas presenta una baja morbilidad con un 20% de los pacientes presentando una complicación menor sin complicaciones graves. En ningún paciente se detecto alteración de la continencia anal.

Finalmente, el estudio con mayor nivel de evidencia es el de Lara y cols. [135]. Se trata de un estudio prospectivo multicéntrico en el que analizan 60 pacientes. La intervención descrita es curetaje del trayecto fistuloso, sellado del mismo con el PRGF y cierre del orificio interno. Reportan el cierre de la fístula en un 40% de casos con 0% de incontinencia.

Es de reseñar que pese a todo, ninguno de los estudios mencionados se han realizado bajo la rigidez de un ensayo clínico fase I/II en la que se analice la factibilidad de la técnica y sus posibles acontecimientos adversos y efectividad en una serie prospectiva.

HIPÓTESIS Y OBJETIVOS

1. Hipótesis

Las fístulas anales es una de las enfermedades anorrectales más frecuentes, y aunque existen pocos datos acerca de su verdadera prevalencia, se estima que puede significar entre el 10 al 30 % de las intervenciones coloproctológicas.

Aunque la mayoría de las fístulas son simples y pueden ser resueltas fácilmente mediante fistulotomías o fistulectomías, un menor número de casos son complejas, constituyendo un verdadero reto para el cirujano, puesto que debe preservarse la continencia, a la vez que se erradica el proceso supurativo. Si revisamos la literatura existente, vemos que tanto la frecuencia de recidivas como los cambios de la continencia postoperatoria no han mejorado en los últimos 25 años, y se siguen observando un porcentaje elevado con cualquiera de las técnicas corrientemente empleadas.

En un intento de buscar alternativas terapéuticas eficaces, los factores de crecimiento autólogos han demostrado su utilidad en diversos estudios, sobre todo en enfermedades que requieren de la reparación tisular en condiciones de inflamación crónica.

Parece que las proteínas biológicamente activas derivadas de las plaquetas, cuando son activadas por la trombina, estimulan los procesos de quimiotaxis, proliferación, diferenciación y angiogénesis, induciendo la cicatrización. Por todo lo anterior, planteamos una estudio para evaluar la seguridad y factibilidad del tratamiento de la enfermedad fistulosa perianal criptoglandular, mediante plasma rico en plaquetas.

2. Objetivos

2.1. Primario:

- Evaluar la factibilidad y seguridad de la aplicación de Plasma Rico en Factores de Crecimiento en el tratamiento de la fístula anal criptoglandular compleja mediante la evaluación de los Acontecimientos Adversos y su clasificación en atención a relación y gravedad.

2.2. Secundarios:

1) - Evaluar la efectividad medida como la proporción de pacientes que cierran la fístula parcial o totalmente a los 12 meses.

2) – Describir factores que identifican los mejores candidatos al tratamiento mediante PRGF.

3) – Valorar el Score de Wexner a lo largo del seguimiento y constatar su mejoría o empeoramiento con el tratamiento.

4) - Evaluar mediante EVA el dolor durante el seguimiento y evidenciar su mejoría o empeoramiento tras este tratamiento.

Material y Método

1. Diseño del Estudio

Se trata de un estudio prospectivo longitudinal con intervención, Fase I/IIa, para evaluar la factibilidad y seguridad de la aplicación de PRGF en el tratamiento de la fístula perianal criptoglandular y de forma secundaria, su eficacia.

1.1. Tamaño muestral

El servicio de Estadística del HU Virgen del Rocío calculó un tamaño muestral mínimo de 30 pacientes, con un nivel de significación de $p<0.05$ y una potencia estadística del 80%.

1.2. Selección de pacientes y reclutamiento

Los pacientes que participaron en este estudio se seleccionaron de entre la población general con la colaboración de los cirujanos de la Unidad de Coloproctología del Hospital Universitario Virgen del Rocío de Sevilla, que cumplieron los criterios de inclusión y que aceptaron participar en el estudio tras firmar consentimiento informado una vez aprobado por el comité de ética.

Desde marzo de 2012 a mayo de 2013 durante un periodo de 10 meses se realizó screening de 66 pacientes, de los cuales fueron seleccionados para cirugía 58 pacientes por cumplir los criterios de inclusión al estudio. De estos pacientes inicialmente seleccionados 9 retiraron su consentimiento informado para la realización del procedimiento quirúrgico. Un total de 49 pacientes iniciaron el seguimiento según calendario previsto, pero fueron 36 los que completaron todas las visitas planificadas (Fig. 13).

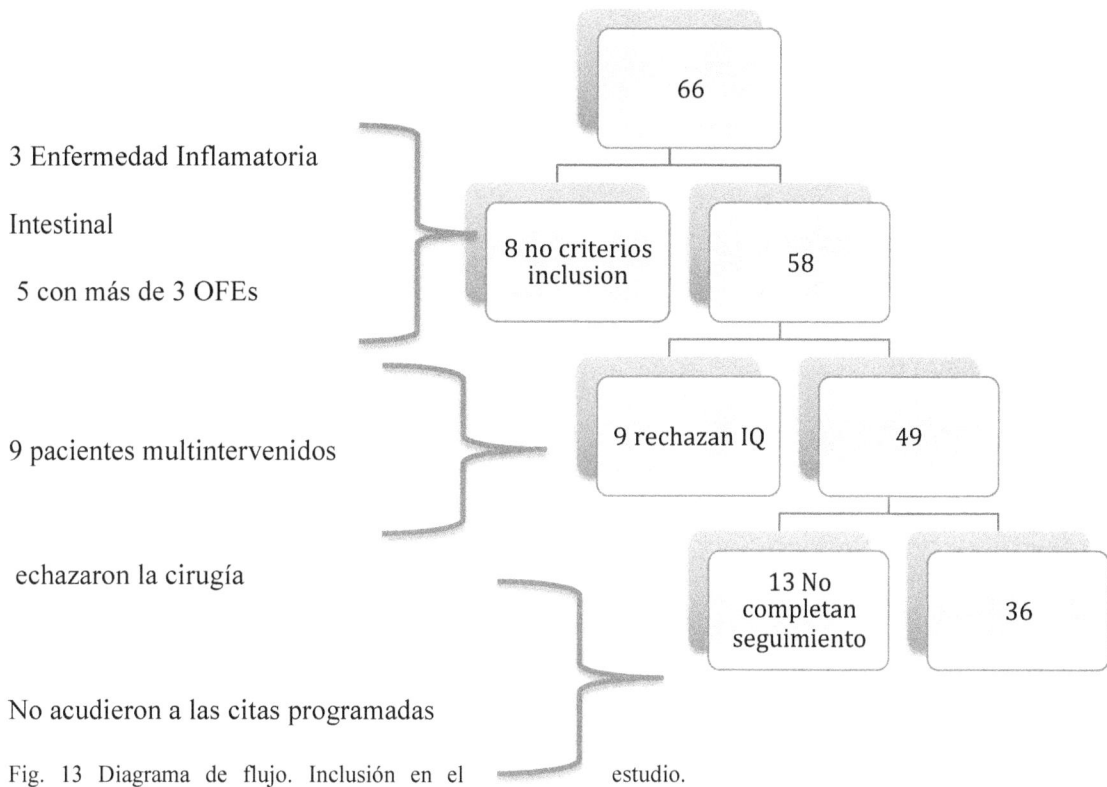

3 Enfermedad Inflamatoria Intestinal
5 con más de 3 OFEs

9 pacientes multintervenidos

echazaron la cirugía

No acudieron a las citas programadas

Fig. 13 Diagrama de flujo. Inclusión en el estudio.

Previamente al tratamiento se rellenaron los siguientes formularios para cada paciente: codificación del paciente, cuaderno recogida de datos y procedimientos normalizados de trabajo. Existió una data manager encargada de coordinar los aspectos administrativos del estudio y custodiar el archivo de toda la documentación referente al mismo.

Una vez incluido el paciente, con todos los consentimientos y permisos aceptados, se le solicitó todos los estudios necesarios incluido la valoración preanestésica para practicar el procedimiento. Los estudios, tuvieron una validez de 3 meses, pasado este periodo si el paciente no fue tratado tuvieron que ser repetidos y se valoró de nuevo si cumplía los criterios de inclusión.

1.3. Criterios de Inclusión

- Firma de consentimiento.
- Edad mayor de 18 años.
- Fístulas anales de origen criptoglandular.
- Número de OFEs ≤ 3.
- Identificación de OFI.

1.4. Criterios de Exclusión

- Colecciones interpuestas o coexistentes.
- No localización del orificio interno.
- Embarazadas.
- Inmunodepresión.
- Cáncer.
- HIV.
- Fístulas simples (submucosas/subcutáneas).
- Fístulas rectovaginales.
- Enfermedad de inflamatoria activa o no de recto.
- No firma consentimiento.
- Imposibilidad de cumplimiento del seguimiento.
- Estar incluido en otro estudio en el mismo momento.

1.5. Interrupción o abandono del tratamiento

Se documentó si cada paciente finalizó el estudio. Los motivos de abandono del estudio podían ser:

- Aparición de un acontecimiento(s) adverso(s) grave(s) y/o muerte.

- Realización de una técnica diferente a las incluidas en el estudio.

- Violación del protocolo.

- Que el paciente retirara su consentimiento para participar en el estudio.

1.6. Duración y Seguimiento

El periodo de reclutamiento fue de 10 meses con un seguimiento global postoperatorio mínimo de 12 meses desde la intervención quirúrgica.

2. Fases de Desarrollo del Estudio

Se consideró un periodo de selección de 1 a 3 semanas para determinar la elegibilidad de los pacientes para su inclusión en el estudio. La visita de selección (visita 0) se realizó un mes antes de la visita de la Intervención quirúrgica (IQ). Los pacientes que abandonaron el estudio después de la inclusión no fueron sustituidos. El seguimiento fue de 1 año, posterior al tratamiento.

Se contemplaron las siguientes visitas:

- Visita de selección: Información. Aceptación por parte del paciente a participar en el estudio y firma de consentimiento informado.
- Intervención quirúrgica (IQ).
- Revisión clínica a la 1 semana.
- Revisión clínica a los 3 meses.
- Revisión clínica a los 6 meses.
- Revisión clínica al año (cirujano diferente al de la IQ, con el fin de auditar el resultado de forma externa).

3. Descripción del tratamiento

Se administró plasma rico en plaquetas y coagulo de fibrina procedente de la sangre de propio paciente procesado con la tecnología PRGF-system®.

Se trata de una mezcla de proteínas autólogas, preparadas a partir de un determinado volumen de plasma rico en plaquetas. Este producto contiene factores de crecimiento plaquetarios y plasmáticos implicados en los procesos de reparación; también contiene proteínas plasmáticas adhesivas como la fibrina, fibronectina y vitronectina entre otras.

3.1. Tratamientos concomitantes

En el momento de iniciar el estudio, los pacientes continuaron con las medicaciones que habitualmente tomaban, las cuales fueron registradas en el CRD.

Además se registró cualquier proceso diagnóstico o terapéutico realizado durante el estudio. Los pacientes no recibieron fármacos en fase de experimentación ni tratamientos quirúrgicos sobre la región perianal.

Los siguientes fármacos fueron retirados para la realización de la intervención quirúrgica: Ácido acetil salicílico, antiagregantes plaquetarios, antiinflamatorios no esteroideos, inmunosupresores, corticoides y metformina.

4. Variables consideradas

4.1. Variables Independientes

- **Sexo**: varón (0) o mujer (1).

- **Edad**: años cumplidos en la fecha de la intervención quirúrgica.

- **Índice de Masa Corporal (IMC):** en Kg/m2.

- **Hábito tabáquico:** sí (1) o no (0).

- **Número de recidivas** de la enfermedad fistulosa: De 0 en adelante según el número de recidivas.

- **Tiempo de evolución** de la fístula: En meses.

- **Tipo de cirugía previa** de la fístula perianal: No (0), Drenaje (1), Fistulotomía (2), Sedal (3), Fistulectomía (4), Hanley (5), Uso de sellantes (6).

- **Tipo de fístula**: Según ecografía endoanal, transesfinteria (1), interesfinteriana (2) y supraesfinterianas (3).

4.2. Variables Dependientes

- **Factibilidad:** se valoró una vez que el paciente recibió el tratamiento en quirófano. Fue considerado **factible** si el procedimiento completo pudo ser realizado en el paciente en su totalidad sin variar el protocolo establecido.

- **Seguridad:** se valoró una vez tratado y en las sucesivas visitas programadas. Se definió como proceso **seguro** si durante el desarrollo y seguimiento en el estudio no se detectaron acontecimientos adversos que se puedan relacionar con la terapia propuesta. Todos los AA fueron recogidos durante el seguimiento en el mismo momento que la evaluación clínica. Se evaluó como la incidencia acumulada de efectos adversos atribuidos, aunque también se registraron y analizaron los no relacionados.

- **Efectividad:** Se defino clínicamente como:
- **Cura total:** al cabo de 1 año posterior al sellado no presenta supuración ni manchado por el orificio fistuloso externo y este se encuentra totalmente reepitelizado.
- **Cura parcial:** al cabo de 1 año posterior al sellado no presenta supuración ni

manchado por el orificio fistuloso externo aunque este no se encuentra totalmente epitelizado (en caso de existir 2 OFEs se considerará parcial si al menos uno no ha reepitelizado).

- **Fracaso / No respondedor:** al cabo de 1 año posterior al sellado presenta supuración y/o manchado por el orificio fistuloso externo esté este reepitelizado o no.

- **Tiempo curación completa**: se definió como el tiempo transcurrido entre la aplicación del producto y la declaración de curación sin recurrencia en un año.

- **Tiempo de mejoría**: se definió como el tiempo transcurrido entre la aplicación del producto y la cura parcial en un año.

- **Incontinencia:** fue evaluada mediante score de Wexner, teniendo en cuenta el estado basal del paciente.

- **Fiebre**: Se consideró fiebre una temperatura axilar termometrada superior a 37.7 °C.

- **Empastamiento**: Se consideró si a la exploración clínica, durante cualquiera de las visitas, al estado edematoso o de dureza superficial o profunda en la piel circundante al sitio quirúrgico.

- **Supuración**: Se consideró si durante la exploración clínica, en cualquiera de las visitas, existió salida forma espontánea o a la expresión de material purulento.

- **Expulsión de tapón de fibrina**: Se interrogó al paciente en cada visita acerca de si había sentido o evidenciado la pérdida del tapón fibrinoide.

- **Dolor**: fue evaluada mediante la escala visual analógica (EVA), teniendo en cuenta el estado basal del paciente.

- **Cumplimiento protocolo factores**: Se evaluó tras cada intervención quirúrgica si había existido desviación respecto al protocolo marcado.

- **Posición mesa operatoria**: Navaja (1) o litotomía forzada (0).

- **Anestesia**: Sedación (0), raquianestesia (1), general (2).

- **Alta en el mismo día**: Se consideró alta en el mismo día cuando no se produjo pernoctación.

5. Descripción del procedimiento de obtención del plasma rico en factores de crecimiento (PRGF)

Al tratarse de la elaboración de una terapia autóloga, la totalidad del proceso, desde la toma de la muestra sanguínea del paciente hasta la inyección del PRGF, es considerado una sola intervención.

- Extracción de la muestra sanguínea: Se realiza en el propio quirófano, una vez tomadas las medidas de asepsia requeridas en el sitio de la punción, miembro superior, por personal de enfermería entrenado para este fin. Se extraen 20-50cc de sangre venosa periférica en tubos estériles (Venoject®) de 4,5cc con citrato sódico al 3,8%

permitiendo la anticoagulación sin alterar ni receptores de membrana ni morfología y adhesividad plaquetarias.

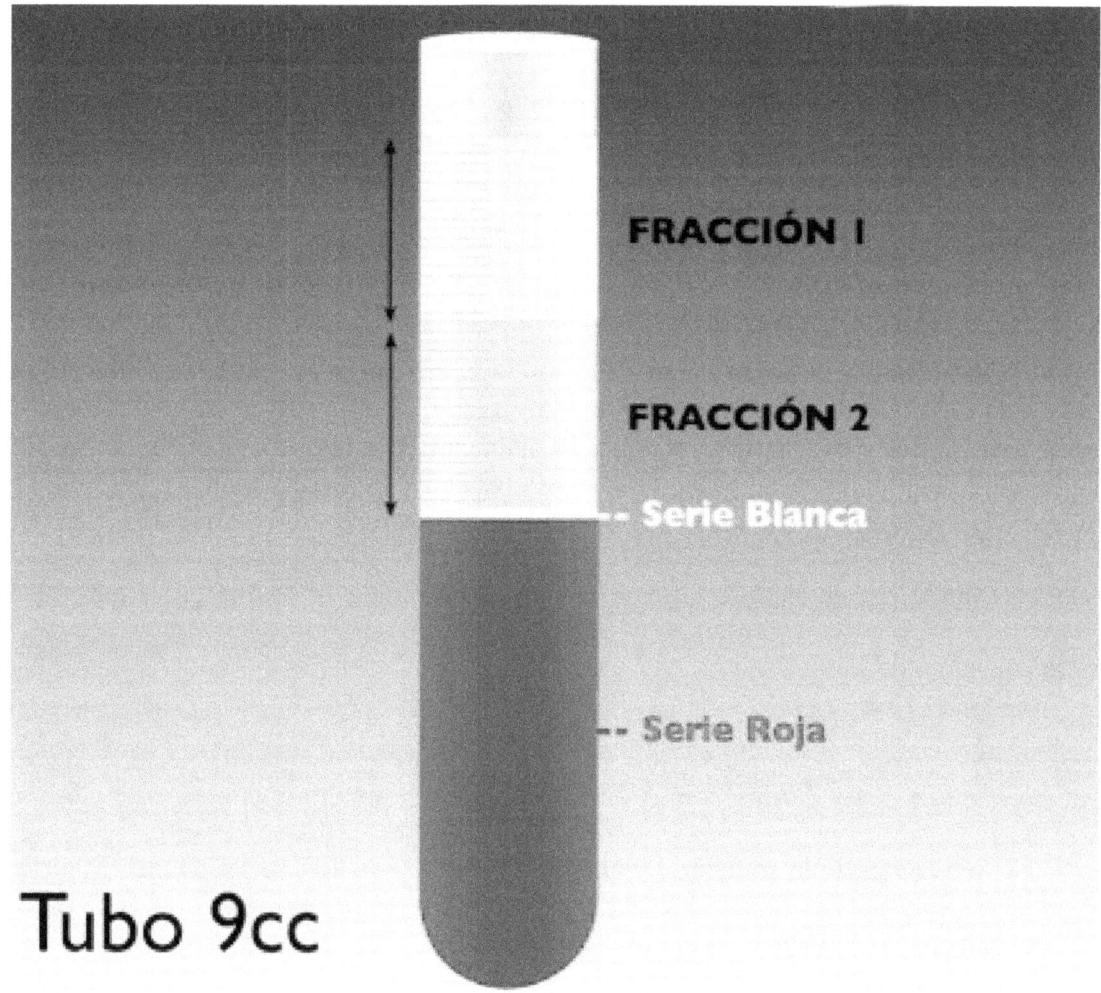

Fig. 14 Fracciones que conforman el PRGF. Tomado de Anitua y cols.[115]

- Centrifugado de la muestra: Se realiza la centrifugación en el cuarto anexo al quirófano. Utilizamos una centrifugadora modelo PRGF system® (BTI, modelo PRFG system II, Vitoria). La centrifugación lenta permite mantener las plaquetas en suspensión mientras sedimentan tanto hematíes como leucocitos. Los parámetros a los que se realiza la centrifugación son 1800 r.pm. (280g) durante 8 minutos[136].

- Estratos de la muestra: De fondo a superficie queda el sedimento inferior que es la serie roja, por encima del mismo, la serie blanca y encima de estos el plasma. En el plasma encontramos a su vez dos partes, una fracción superficial y pobre en plaquetas y una más profunda en vecindad de la serie blanca rica en plaquetas. Está última es la fracción inyectada, de aspecto ambarino.

-Extracción del sobrenadante (fracción 1): Se realiza en un primer tiempo el aspirado de la fracción superficial o pobre en plaquetas, siendo depositada en un tubo de ensayo "P" (pobre). A continuación se realiza el aspirado de la fracción rica en plaquetas, justo por encima de la serie blanca, depositando la misma en el tubo "R" (rica) (fracción 2).

- Activación de la solución: A ambos tubos , "P" y "R", se les añaden 50µl de cloruro cálcico al 10% por cada ml de plasma obtenido. Esto permite activar las plaquetas, la exocitosis de sus gránulos y la agregación. Se produce así la liberación del contenido proteico y de los factores de crecimiento plaquetarios además de activar la cascada de la coagulación permitiendo la formación de trombina.

- Preparación de la fracción rica en plaquetas contenida en el tubo "R": Una vez activada la fracción rica hay que actuar con rapidez para evitar la formación del coágulo, que se desarrolla a los 10 minutos. De este modo se mantendrá en estado líquido, permitiendo su inyección tanto en el trayecto como en el orificio fistuloso.

- Preparación de la fracción pobre en plaquetas contenida en el tubo "P": Al contrario que en la muestra contenida en el tubo "R", utilizaremos esta fracción para conformar un coágulo con el fin de ocluir y sellar la fístula. Este coágulo conformara un tapón gelatinoso que constituye una matriz tridimensional de fibrina y componentes celulares embebida en factores de crecimiento.

6. Descripción de la técnica quirúrgica

1. Preparación: Se realiza en quirófano de cirugía tomando todas las medidas de asepsia habituales. No requiere rasurado, se prepararon con enema previo, se realizó profilaxis antibiótica con amoxicilina-clavulánico 2g iv. La posición del paciente fue de navaja o litotomía a criterio del cirujano. Todos los pacientes fueron sometidos a raquianestesia.

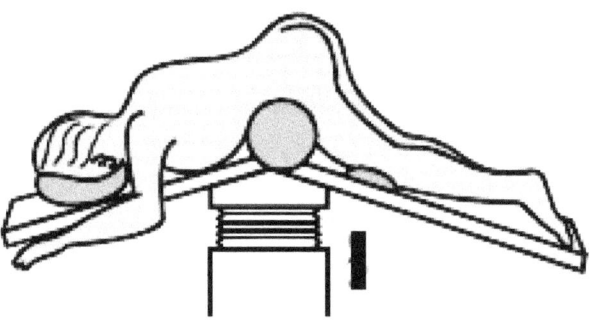

Fig. 15 Posición de navaja sevillana. Tomada de Elsevier©

2. Inspección: Se realiza la inspección, localización de OFE y OFI y tutorización de los mismos mediante un estilete. Se contraindicó la utilización en el interior del trayecto de agua oxigenada u otras soluciones citotóxicas.

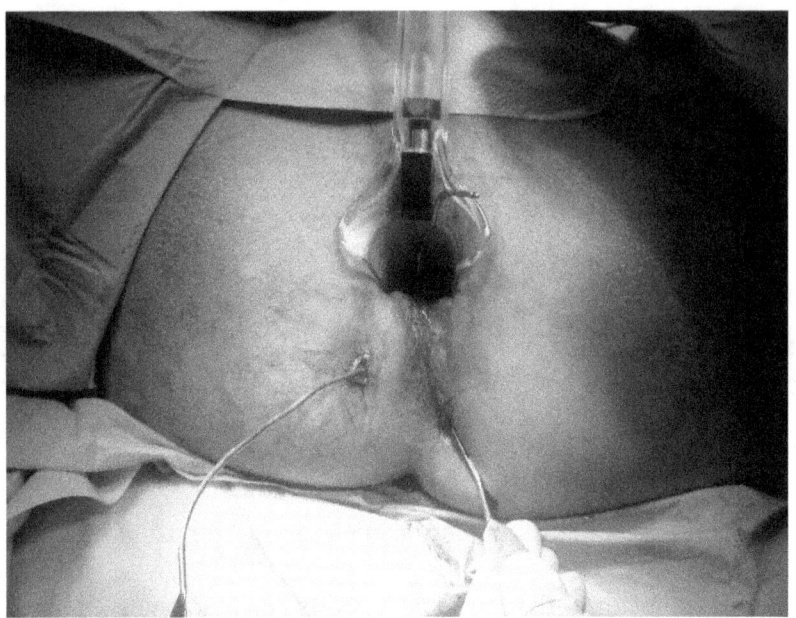

Fig. 16 Tutorización del trayecto fistuloso.

3. Legrado: Una vez identificado el trayecto, se procede al legrado del mismo con una gasa perfilada de forma enérgica. Realizándose a continuación hemostasia del trayecto.

4. Cierre del orificio Fistuloso Interno (OFI): Se procede al cierre del OFI mediante punto simple de Vicryl® 3/0. Se realiza prueba de estanqueidad mediante inyección de suero por OFE.

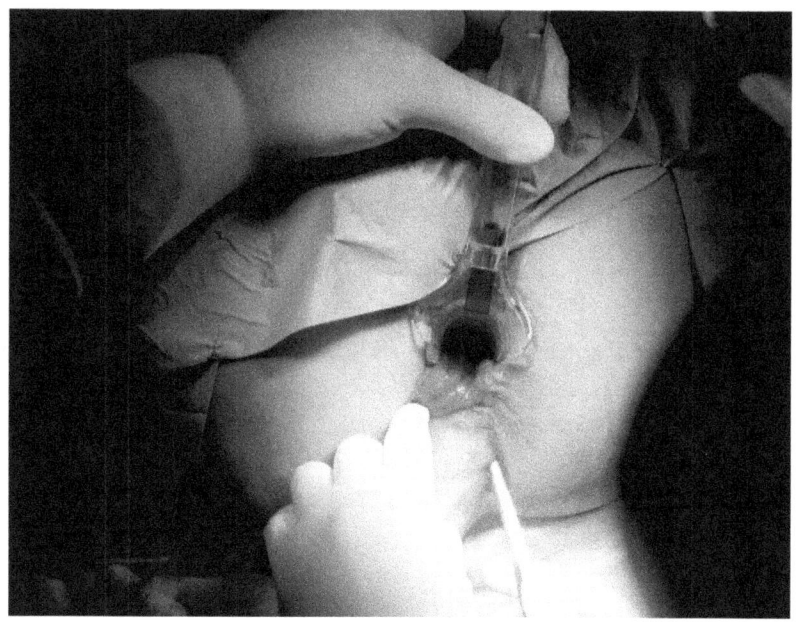

Fig. 17 Legrado del trayecto fistuloso.

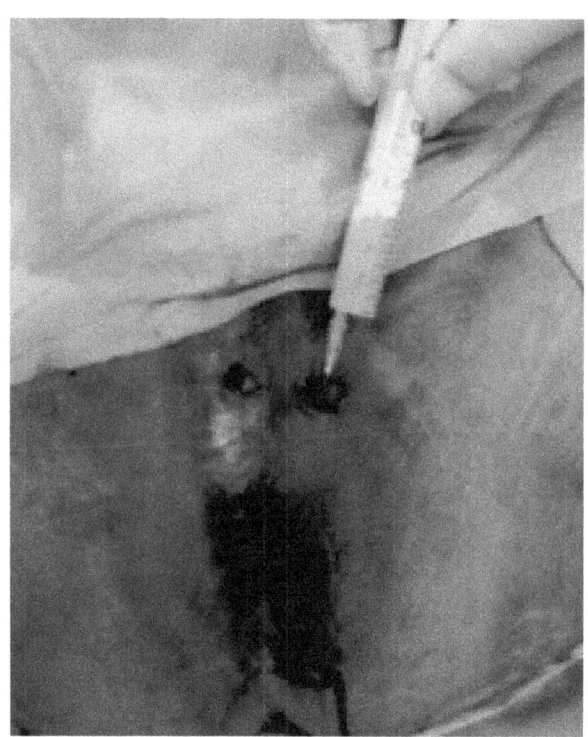

Fig. 18 Inyección del PRGF.

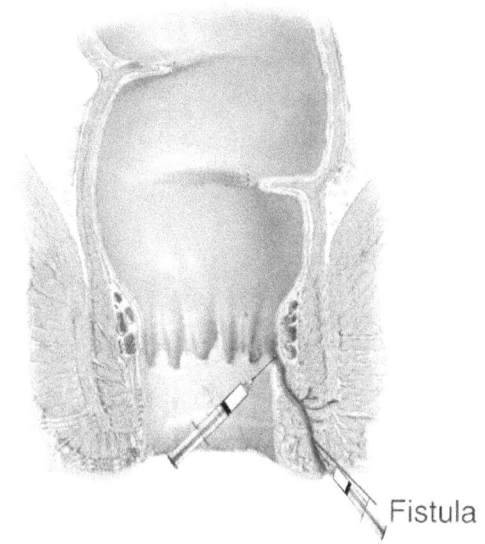

5. Inyección del plasma rico en factores de crecimiento: Se procede a la inyección del 50% de la Fracción Rica en el OFI cerrado formando un habón submucoso. El 50% restante de la Fracción Rica es inyectado en el trayecto fistuloso, formando pequeños habones en el mismo (Fig. 18).

6. Uso del suero contenido en el tubo "P": La fracción pobre en plaquetas ha constituido una matriz tridimensional de fibrina sólida durante el desarrollo de la intervención. Este tapón de fibrina se coloca tras extirpación del OFE con objetivo de ocluirlo y sellarlo.

7. Cobertura de sitio quirúrgico: Tras la cirugía se coloca apósito limpio sobre piel cubriendo el sitio quirúrgico.

7. Seguimiento y calendario de visitas

7.1. Cronograma

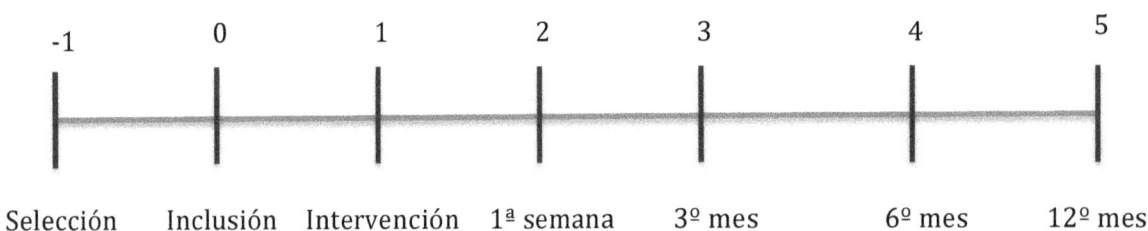

7.2. Procedimientos por visita

Tabla 2 Procedimientos por visita

	Selección	Inclusión	Intervención	1 sem	3 mes	6 mes	12 mes
Cumple criterios	X	X					
Ecografía Endoanal	X						
Firma CI		X					
Historia Clínica	X	X					
Exploración Física	X	X		X	X	X	X
Medicación concomitante	X	X	X	X	X	X	X
Score Wexner	X	X	X	X	X	X	X
SF 36	X	X	X	X	X	X	X
AA				X	X	X	X
Éxito/Fracaso					X	X	X

8. Acontecimientos Adversos (AA)

Acontecimiento adverso (AA) se define como cualquier incidencia perjudicial para la salud en un paciente o sujeto de un ensayo clínico tratado con un medicamento, aunque no tenga necesariamente una relación causal con dicho tratamiento.

Un AA puede ser, por tanto, cualquier signo desfavorable y no intencionado (incluyendo un hallazgo anormal de laboratorio), síntoma o enfermedad temporalmente asociada con el uso de un MI, esté o no relacionado con el MI.

Acontecimiento adverso grave se define como cualquier acontecimiento adverso o reacción adversa que, a cualquier dosis:
· provoque la muerte del paciente.
· amenace la vida del paciente.
· requiera la hospitalización o prolongación de la hospitalización del paciente.
· provoque invalidez o incapacidad permanente o importante de lugar a una anomalía o malformación congénita.

A efectos de notificación, se tratan también como graves aquellas sospechas de acontecimiento adverso o reacción adversa que se consideren importantes desde el punto de vista médico, aunque no cumplan los criterios anteriores, incluyendo los acontecimientos médicos importantes que requieren una intervención para evitar que se produzca alguna de las consecuencias anteriormente descritas. Así mismo, se notifican como graves todas las sospechas de transmisión de un agente infeccioso a través de un medicamento.

Se considera reacción adversa (RA) cualquier reacción nociva y no intencionada a un medicamento en investigación (MI) independientemente de la dosis administrada. A diferencia de un AA, en el caso de una reacción adversa existe una sospecha de relación causal entre el MI y el acontecimiento adverso.

La determinación de la posible relación con el tratamiento del estudio se realizó de acuerdo con las siguientes definiciones:

Tabla 3 Definiciones de las distintas categorías de la relación.

Relación	Descripción
No relacionado	No existe evidencia de relación causal (es un AA pero no una RA)
Posiblemente relacionado	Existe cierta evidencia que sugiere una relación causal (por ejemplo, la aparición del acontecimiento guarda una relación temporal razonable con la administración de la medicación del estudio). Sin embargo, otros factores pueden haber influido en que se produzca dicho acontecimiento (por ejemplo, el estado clínico del paciente, otros tratamientos concomitantes).
Probablemente relacionado	Existe evidencia que sugiere una relación causal y es improbable que otros factores hayan influido en que se produzca dicho acontecimiento.
Definitivamente relacionado	Existe una clara evidencia que sugiere una relación causal, y puede descartarse cualquier otro factor como desencadenante de dicho acontecimiento.

Se consideró reacción adversa cualquier acontecimiento adverso que se recoja como posiblemente, probablemente o definitivamente relacionado con el tratamiento del estudio.

La determinación de la posible relación con el tratamiento del estudio fue responsabilidad del investigador principal.

Reacción Adversa Grave e Inesperada (RAGI) es cualquier reacción adversa grave cuya naturaleza, intensidad o consecuencias no se corresponde con la información de referencia para el medicamento.

El carácter inesperado de una reacción adversa se basa en el hecho de no haber sido observado previamente y no se basará en lo que pudiera ser anticipado en función de las Propiedades farmacológicas del medicamento.

8.1. Recogida de acontecimientos adversos

Se recogieron todos los acontecimientos adversos notificados, bien de forma espontánea por parte del paciente o durante las entrevistas mantenidas con éste en las visitas del estudio. Se recogieron los AA desde que el paciente recibió el tratamiento hasta 12 meses después de su administración. Se solicitó la información relativa a los AA que se produjeron en el período de tiempo comprendido entre la visita previa y la visita siguiente. Todos los AA fueron documentados en la historia clínica del paciente y en el cuaderno de recogida de datos.

No fue considerado necesario recoger los siguientes acontecimientos adversos como AA Graves:

- Hospitalización o muerte debida a la progresión de la enfermedad
- Hospitalización para la realización de pruebas programadas
- Hospitalización para administrar el fármaco del estudio o para proporcionar cuidados paliativos, cuidados terminales o para realizar intervenciones quirúrgicas programadas

Sí se recogieron en el CRD y en la historia clínica del paciente el resto de graves.

Al valorar los posibles efectos adversos que pueden surgir durante la investigación., habrá que tener en cuenta:

8.2. Efectos derivados de la extracción sanguínea

Los posibles efectos adversos en el caso de la extracción son únicamente de carácter local, y no deben ser considerados como Reacciones Adversas Graves o Inesperadas (RAGI). Sin embargo deben ser cuidadosamente registrados en las correspondientes Hojas de recogida de datos.

Cabe esperar los siguientes:

- Dolor zona de punción.
- Sangrado zona punción.
- Hematoma zona punción.
- Infección zona punción.

8.3. Efectos derivados de la administración del producto

Los posibles efectos adversos derivados de la infusión de PRP son extremadamente improbables. Sin embargo, se establecerá la vigilancia oportuna para la detección precoz de dichos procesos adversos. Se evaluará a cada paciente en todas las visitas de seguimiento en cuanto a la posibilidad de síntomas/signos relacionados con la administración de PRGF. Relacionados con el procedimiento implante (hasta 1 mes posterior a la infusión):

- Dolor zona tratamiento.
- Secreción por el ano o por OFE.
- Cierto empastamiento inflamación zona inyección.
- Sensación presión esfínter.
- Sangrado asociado al procedimiento de inyección.
- Infección en la zona de inyección o adyacente (incluido absceso).

Las circunstancias siguientes NO se consideraron AA:

- Procedimientos médicos o quirúrgicos (p. ej., endoscopia, apendicectomía); sin embargo, el proceso que motive estos procedimientos, en lugar del propio procedimiento, se considerara AA.
- Situaciones en las que no se produce una experiencia medica no deseada (ingreso hospitalario por motivos sociales o por comodidad).
- Fluctuaciones previstas de cualquier enfermedad preexistente, en curso o detectada al comienzo del estudio y que no empeora.

Tras la inyección de los PRGF, vamos a considerar la aparición de nuevos abscesos como relacionados con el procedimiento o no en función de los parámetros que se describen a continuación:

En primer lugar, el tiempo transcurrido desde la administración de los PRGF hasta la aparición del absceso y la relación entre el lugar de inyección de los PRGF:

- Aparece el absceso en el primer mes.
- Aparece el absceso una vez trascurrido el primer mes.

- Lugar de inyección o sellado.

Si ha tenido un absceso en el primer mes tras la administración de los PRGF:
- En el mismo sitio de inyección de los PRGF se considerará relacionado con el procedimiento.
- En un sitio diferente al de la inyección se considerará no relacionado con el procedimiento (Está más relacionada con un trayecto fistuloso no localizado).

Si ha tenido un absceso después del mes tras la administración de los PRGF:
- Igual localización: no relacionado con el procedimiento (se trata de un caso de no respuesta).
- Distinta localización: No relacionado con el procedimiento (en relación con un trayecto fistuloso no localizado)

9. Aspectos éticos

9.1. Cumplimiento del protocolo y sus modificaciones

Todos los requisitos del protocolo fueron respetados y cumplido. El protocolo fue aprobado por el/los CEICs implicados y la AEMPS antes de su puesta en práctica. No se reclutó ningún paciente sin protocolo aprobado por el/los CEICs implicados y la AEMPS.

9.2. Información al paciente y consentimiento

Se entregó a cada paciente un consentimiento informado por escrito antes de su entrada en el estudio y antes de que se realizara ningún procedimiento relacionado con el estudio, de conformidad con las normas de buena práctica clínica y la normativa legal aplicable. Los investigadores se aseguraron de que los pacientes estuvieran informados de manera clara y completa acerca del objetivo, riesgos potenciales y otras cuestiones de importancia crítica relativas al ensayo en el que estaban dispuestos a participar voluntariamente.

El investigador proporcionó al paciente una copia del documento de consentimiento e información escrita acerca del estudio. Su lenguaje fue no técnico y de fácil comprensión. El investigador dio el tiempo necesario al paciente para que preguntase por los detalles del estudio. El consentimiento informado fue firmado y fechado personalmente por el paciente y por el médico que explicó el estudio. El paciente recibió una copia original firmada del documento de consentimiento informado y el resto de información escrita suministrada a los pacientes del estudio antes de su participación en el ensayo. Además, la participación del paciente en el ensayo quedó reflejada en su historia clínica.

10. Análisis estadístico

El tamaño muestral se calculó para un nivel de significación de $p<0.05$ y una potencia estadística del 80%, con el asesoramiento de la unidad de estadística del

Hospital Universitario Virgen del Rocío. La fuerza de la asociación de las diferentes variables analizadas fue medida mediante el cálculo de las Odds Ratio.

Los test de significación estadística utilizados fueron la regresión logística uni y multivariante y la chi-cuadrado para las variables ordinales. El test de la t-student se utilizó para el análisis de las variables cuantitativas.

RESULTADOS

Un total de 58 pacientes fueron evaluados inicialmente para el estudio en el periodo comprendido entre marzo de 2012 y mayo de 2013. Finalmente fueron seleccionados 49 para realizar el procedimiento quirúrgico, de los cuales 36 completaron en su totalidad todo el seguimiento.

1. Datos demográficos y generales

1.1. Sexo

De los 36 pacientes que completaron el seguimiento, 8 (22%) fueron mujeres, frente a 28 (78%) de sexo masculino (Fig. 19).

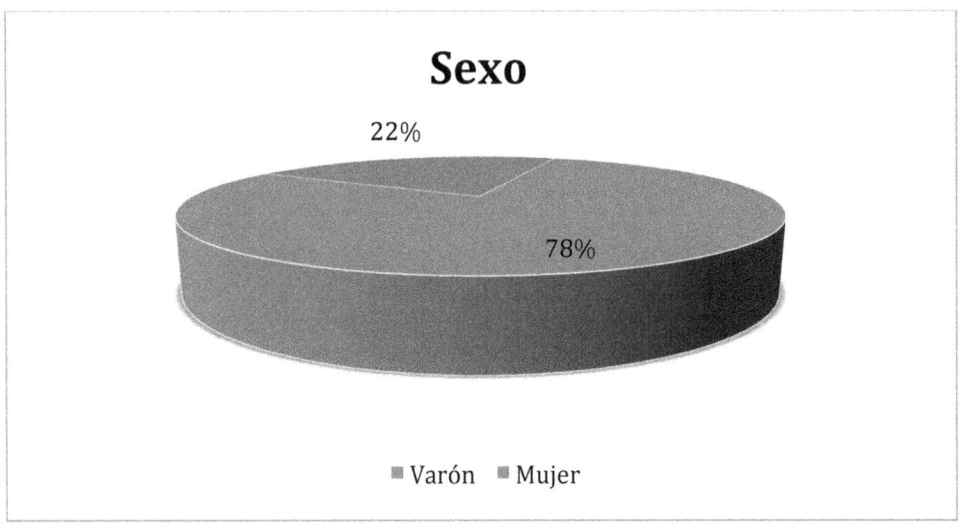

Fig. 19 Datos demográficos: Sexo.

1.2 Edad

La edad media fue de 51 años ± 12,8. De los 36 pacientes, que completaron el seguimiento, 28 (78%) se encontraban en edades comprendidas entre los 41 y 70 años, 6 (17%) pacientes fueron menores de 40 años y sólo 2 (6%) mayores de 70 años (Fig. 20).

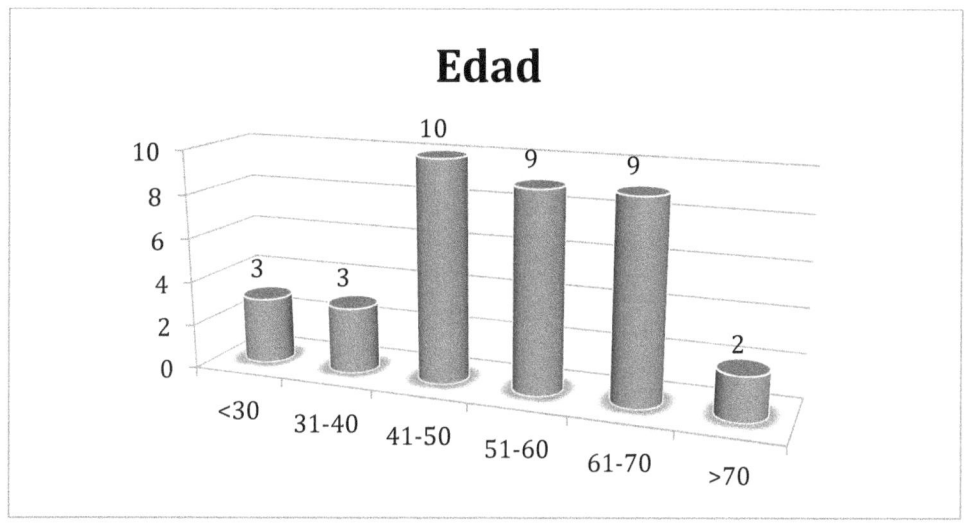

Fig. 20 Datos demográficos: Edad.

1.3. Índice de Masa Corporal (IMC)

El IMC medio fue de 30,76 ± 6,5. El 83% de los pacientes (30 de 36) presentó un IMC superior al ideal, alcanzando el sobrepeso el 25% (8 de 36) de los pacientes y la obesidad el 58% (21 de 36) (Fig. 21).

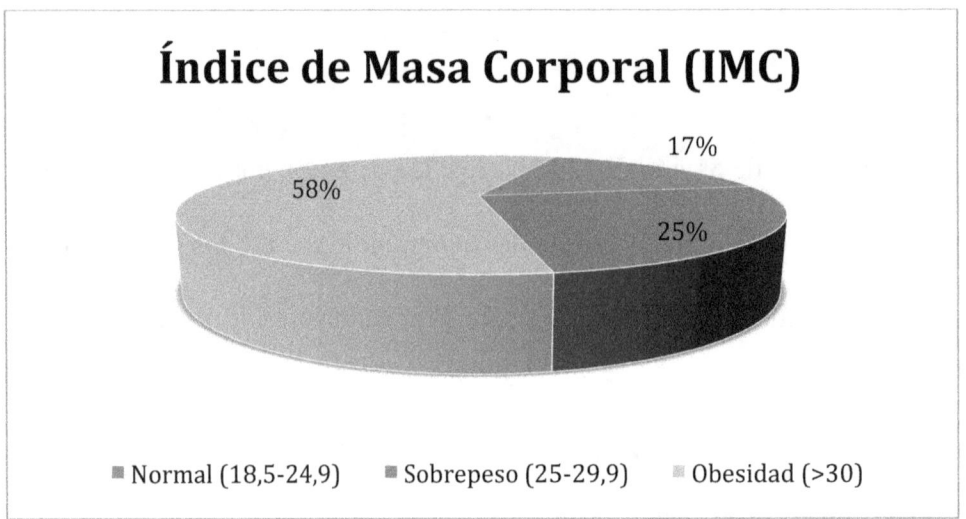

Fig. 21 Datos demográficos: IMC.

1.4. Hábito tabáquico

De los 36 pacientes tan sólo el 31% (11 de 36) era fumador activo, siendo el 69% (25 de 36) no fumadores (Fig. 22).

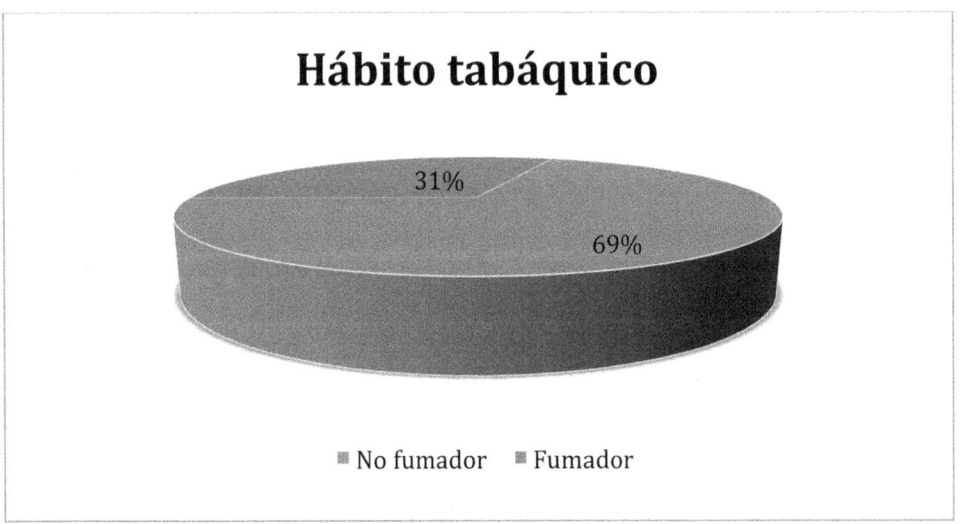

Fig. 22 Datos demográficos: Hábito tabáquico.

1.5. Número de orificios fistulosos externos (OFEs)

De los 36 pacientes hasta un 69% (25 de 36) presentó un solo OFE. El 22,2% (8 de 36) presentó 2 OFEs y sólo el 8,3% (3 de 36) presentó hasta 3 OFEs (Fig. 23). No existieron pacientes que presentaran más de 3 OFEs ya que esto fue considerado criterio de exclusión del estudio.

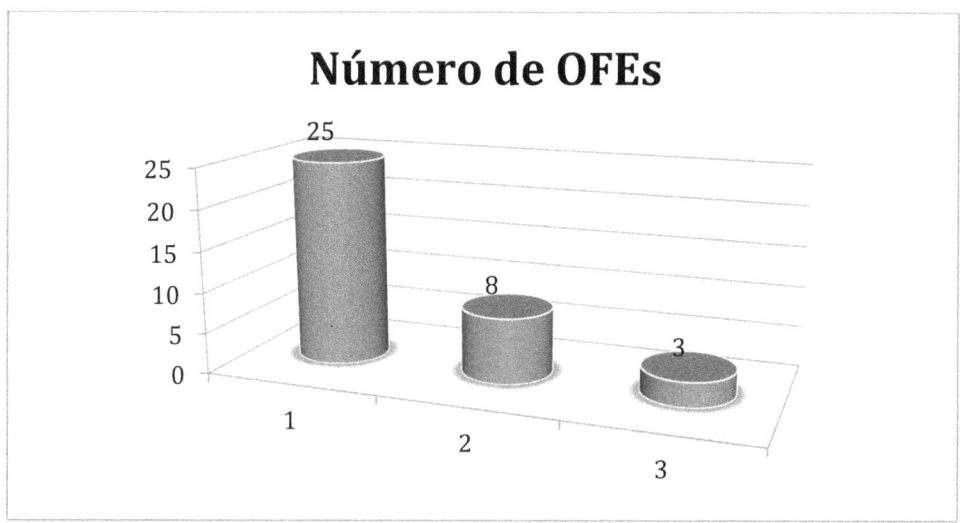

Fig. 23 Datos demográficos: OFEs.

1.6. Tiempo de evolución de la fístula

El tiempo de evolución medio de la fístula perianal previa a la intervención fue de 32,61 meses (5-96). La mayoría de los casos (45%) tenían un tiempo de evolución de 1 año o menos (16 de 36). Siendo la evolución previa de hasta 2 años en el 19% de casos (7 de 36)- Las fístulas de larga evolución que superaron los 3 y 4 años fueron el 11% (4 de 36) de los casos recogidos respectivamente (Fig. 24).

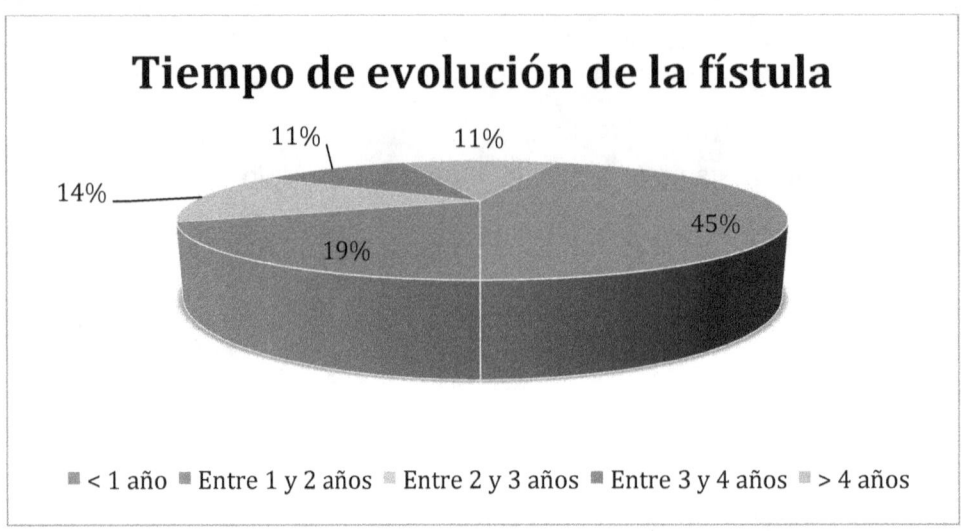

Fig. 24 Datos demográficos: Tiempo de evolución de la fístula.

1.7. Tipo de fístula perianal según ecografía endorrectal

De los 36 pacientes hasta el 75% (27 de 36) presentaron fístula transesfinteriana, siendo tan sólo el 14% (5 de 36) los que presentaron un trayecto supraesfinteriano y un 11% (4 de 36) las que fueron catalogadas de interesfinterianas (Fig. 25).

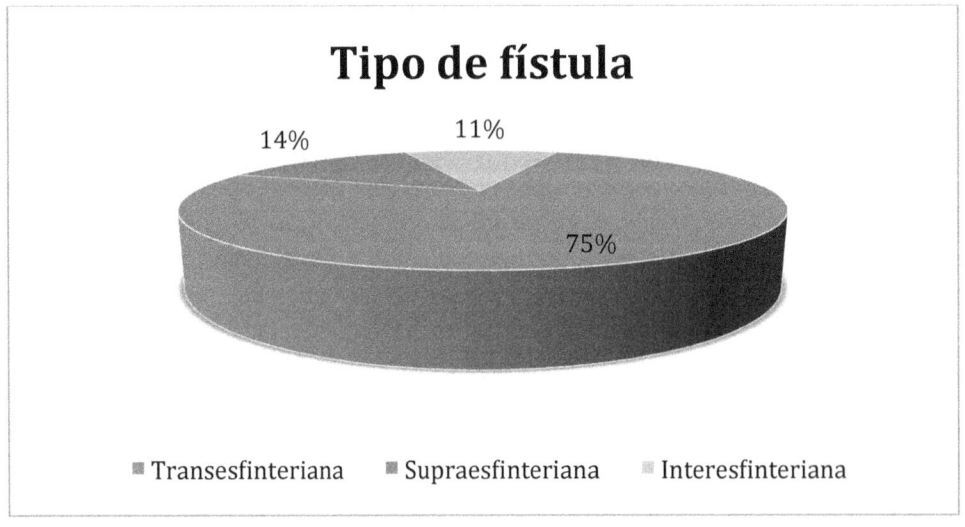

Fig. 25 Datos demográficos: Tipo de fístula.

1.8. Localización del orificio fistuloso externo (OFE)

De los 36 pacientes, 30 (83,3%) presentaron el OFE en región posterior, 6 (16,7%) lo tenían en región anterior. (Fig. 26).

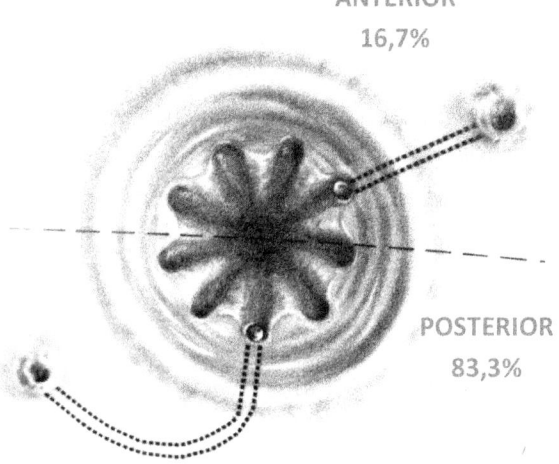

Fig. 26 Datos demográficos: Localización del OFE.

1.9. Distancia al margen anal

De los 36 pacientes, 21 de 36 (58%) presentaron una distancia al margen anal de entre 2 y 3,9 cm. Tan sólo 6 de 36 (16,7%) presentaron una distancia menor a 2 cm. Hasta 9 de 36 pacientes (25%) presentaron una distancia al margen anal de 4 cm o superior (Fig. 27). La media de distancia al margen anal fue de 2,88 cm ± 1,34 cm.

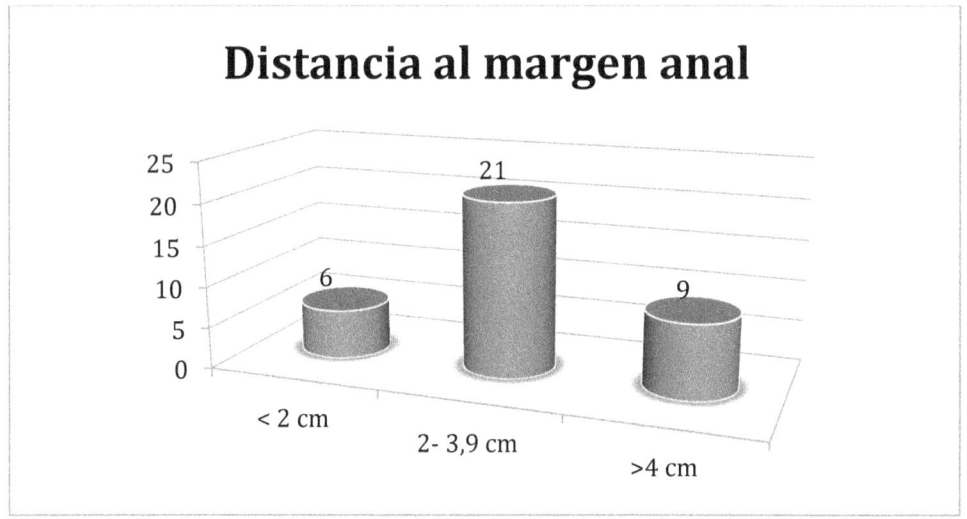

Fig. 27 Datos demográficos: Distancia al margen anal.

2. Análisis de factibilidad

El procedimiento fue llevado a cabo por 6 cirujanos de la Unidad siguiendo el protocolo establecido previamente descrito, siendo posible su realización de forma completa en todos los pacientes finalmente seleccionados (49).

El proceso de elaboración del PRGF fue finalizado con éxito en todos los pacientes (extracción de sangre, centrifugación, activación y aislamiento de las fracciones pobre y rica).

Igualmente, la técnica quirúrgica planificada (localización del orificio interno, legrado efectivo del trayecto y aplicación del producto de investigación) se realizó en el 100% de los casos.

3. Análisis descriptivo de seguridad

Se identificaron un total de 45 acontecimientos adversos (AA) en 21 pacientes de los 49 inyectados. Sólo en 7 pacientes los AA fueron catalogados como relacionados con el producto de inyección o el procedimiento quirúrgico en sí. La mayoría de ellos clasificados como leves 23/45; el resto fue moderado (10/45) y graves (12/45). A continuación realizamos un análisis más profunda de los AA según la categoría del evento. A continuación realizamos un análisis pormenorizado.

3.1. AA Graves

Fueron registrados 12 EAA en 4 pacientes. De estos, podemos considerar relacionados 4. Que tuvieron lugar en el mismo paciente en relación con una infección de tejidos blandos que tuvo lugar dos meses después de la cirugía. Pese a que el foco inicial fue un absceso prostático, la afectación escrotal y su cercanía temporal con el procedimiento impiden descartar la relación con el mismo.

Tabla 4 Acontecimientos Adversos Graves.

TIPO AA	RELACIÓN	EA	MEDDRA	CASO
Grave	No	Infarto de miocardio	10071111	7
Grave	No	Fractura maxilar	10017295	17
Grave	No	Caída	10016173	17
Grave	No	Necrosis dedo del pie	10049923	17
Grave	No	Bypass femoropoplíteo	10050277	17
Grave	No	Amputación miembro inferior	10024124	17
Grave	No	Colecistitis Aguda	10008612	24
Grave	No	Colecistectomía	10008611	24
Grave	Sí	Infección del tracto urinario	10046577	42
Grave	Sí	Absceso escrotal	10049571	42
Grave	Sí	Absceso prostático	10036934	42
Grave	Sí	Fístula rectouretral	10066892	42

3.2. AA Moderados

Fueron registrados 10 AA en 8 pacientes. De estos, podemos considerar relacionados 2. Se trata de dos pacientes en los que empeoró la urgencia defecatoria que padecían previamente. Hemos interpretado que puede ser debido a la utilización de un separador anal para realizar el procedimiento.

Tabla 5 Acontecimientos Adversos Moderados.

TIPO AA	RELACIÓN	EA	MEDDRA	CASO
Moderado	No	Distorsión de la realidad	10054371	6
Moderado	No	Claudicación Intermitente	10022562	7
Moderado	No	Adenomas colónicos	10056602	9
Moderado	No	Epididimitis	10015000	11
Moderado	Sí	Incontinencia fecal	10016092	11
Moderado	No	Vértigo	10047340	16
Moderado	No	Cataratas	10007771	27
Moderado	No	Pólipo anal	10002168	30
Moderado	Sí	Urgencia defecatoria	10012109	30
Moderado	No	Hipercolesterolemia	10020603	34

3.3. AA Leves

Fueron registrados 22 AA en 15 pacientes. De estos, podemos considerar relacionados 4. El acontecimiento adverso relacionado más frecuente fue el de diarrea autolimitada, y que hemos achacado a la toma de antibióticos en el postoperatorio, ya que cedió tras suspender la toma de los mismos.

Tabla 6. Acontecimientos Adversos Leves.

TIPO AA	RELACIÓN	EA	MEDDRA	CASO
Leve	No	Dolor Hipogástrico	10017926	2
Leve	No	Trastorno por estrés	10042209	6
Leve	Sí	Diarrea	10012727	9
Leve	No	Hemorragia digestiva baja	10050953	9
Leve	No	Neuropatía del pudendo	10067773	11
Leve	No	Síndrome del túnel carpiano	10007697	11
Leve	No	Sinus Pilonidal	10068314	13
Leve	No	Aumento de transaminasas	10054889	17
Leve	No	Sinus pilonidal	10068314	19
Leve	No	Faringitis	10034835	21
Leve	No	Metatarsalgia	10027487	28
Leve	No	Dolor de espalda	10033460	28
Leve	No	Cólico renal	10009885	34
Leve	No	Edema maleolar	10002542	34
Leve	No	Contractura muscular	10062575	35
Leve	No	Gonalgia	10064238	35
Leve	Sí	Diarrea	10012727	36
Leve	Sí	Diarrea	10012727	39
Leve	No	Aftas anales	10034455	41
Leve	Sí	Diarrea	10012727	41
Leve	No	Cerumen impactado	10021511	44
Leve	No	Faringitis	10034835	44

Tabla 7. Acontecimientos Adversos Relacionados. Tabla Resumen

TIPO AA	RELACIÓN	EA	MEDDRA	CASO
Leve	Sí	Diarrea	10012727	9
Leve	Sí	Diarrea	10012727	36
Leve	Sí	Diarrea	10012727	39
Leve	Sí	Diarrea	10012727	41
Moderado	Sí	Incontinencia fecal	10016092	11
Moderado	Sí	Urgencia defecatoria	10012109	30
Grave	Sí	Infección del tracto urinario	10046577	42
Grave	Sí	Absceso escrotal	10049571	42
Grave	Sí	Absceso prostático	10036934	42
Grave	Sí	Fístula rectouretral	10066892	42

4. Análisis de Curación

La curva de Kaplan-Meier (Fig. 28) comparando la cura total (Cierre de OFE sin supuración) versus la cura parcial (Ausencia de supuración) mostró un descenso paulatino de ambos grupos con unos porcentajes de curación total al año del 30% (12 de 36). Si consideramos también el parámetro curación parcial (no supuración ni clínica, pese a mantener abierto el OFE), la tasa de curación final asciende al 43,24% (16 de 36). Al final del seguimiento de un año por tanto se dieron 12 casos de curación total, 4 casos de curación parcial y 20 casos de fracaso del tratamiento.

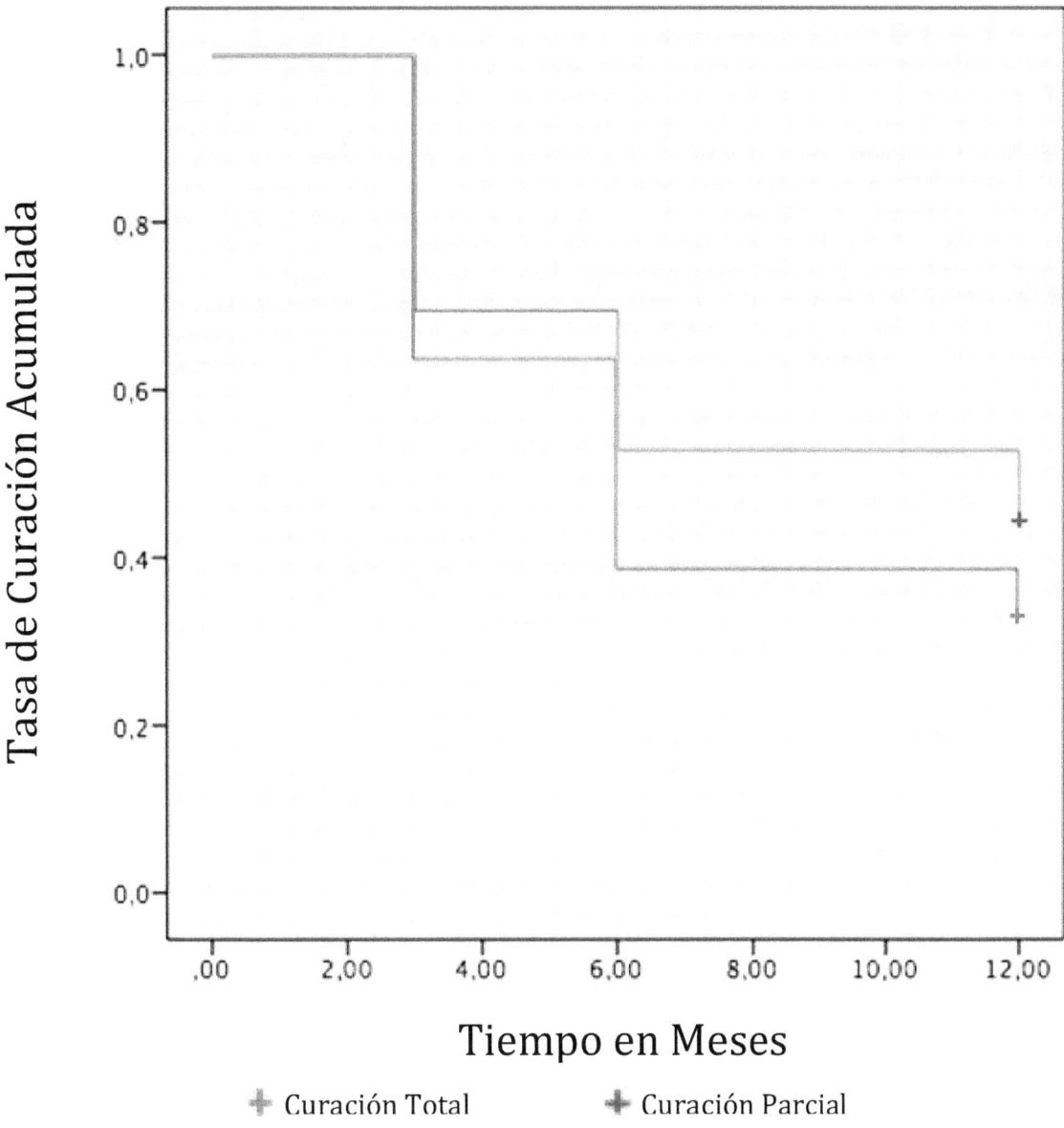

Fig. 28 Curva de Kaplan-Meier: Curación acumulada durante el seguimiento.

Tabla 8 .Curación durante el periodo de seguimiento.

	3 mes	6 mes	Año
Curación Total	22	14	12
Curación Parcial	25	19	16

4.1. Sexo y Curación

Cuando se analizó la influencia del sexo en el resultado del tratamiento quirúrgico encontramos que en los hombres la curación total fue del 42,86%, mientras que en las mujeres fue del 50% (Tabla 9, Fig. 28). No encontramos asociación estadísticamente significativa entre sexo y curación (OR=1,3; I.C. 95%=0,25-6,51; p=0,78).

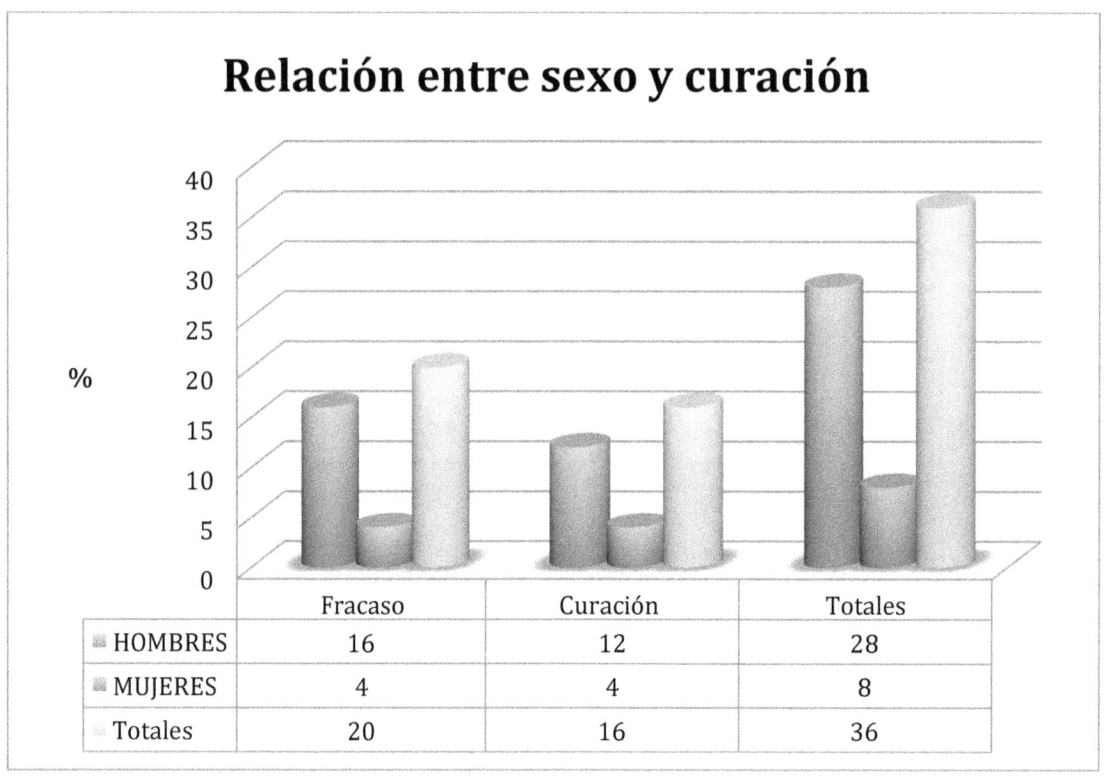

Fig. 28 Relación entre sexo y curación.

Tabla 9 Análisis de la variable: Sexo.

Variable independiente	Coeficiente B	p	Odds Ratio	Límite inferior I. C. 95%	Límite superior I. C. 95%
Sexo	0,00747	0,7199179	1,33	0,27598	6,44146

4.2. Edad y Curación

Cuando se analizó la influencia de la edad en el resultado del tratamiento quirúrgico no encontramos asociación estadísticamente significativa entre edad y curación total o parcial (OR= 1,0007; I.C. 95%= 0,9499- 1,0543; p= 0,98).

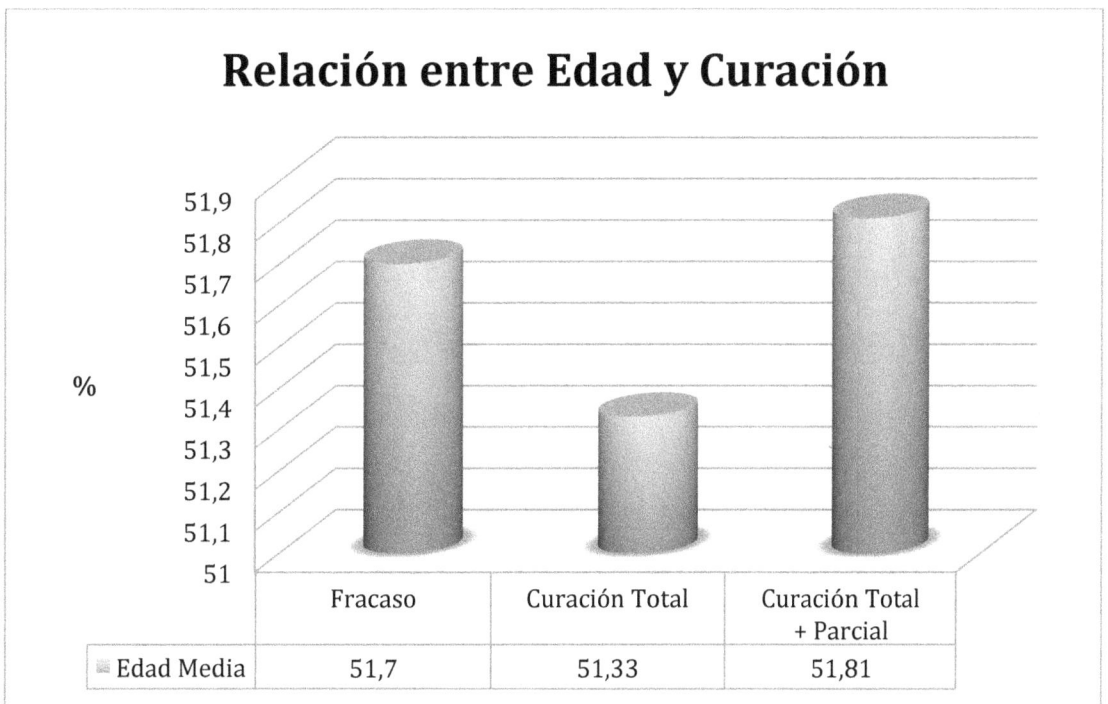

Fig. 29 Relación entre edad y curación.

Tabla 10 Análisis de la variable: Edad.

Variable independiente	Coeficiente B	p	Odds Ratio	Límite inferior I.C. 95%	Límite superior I.C. 95%
Edad	0,0007	0,9788	1,0007	0,9499	1,0543

4.3. IMC y Curación

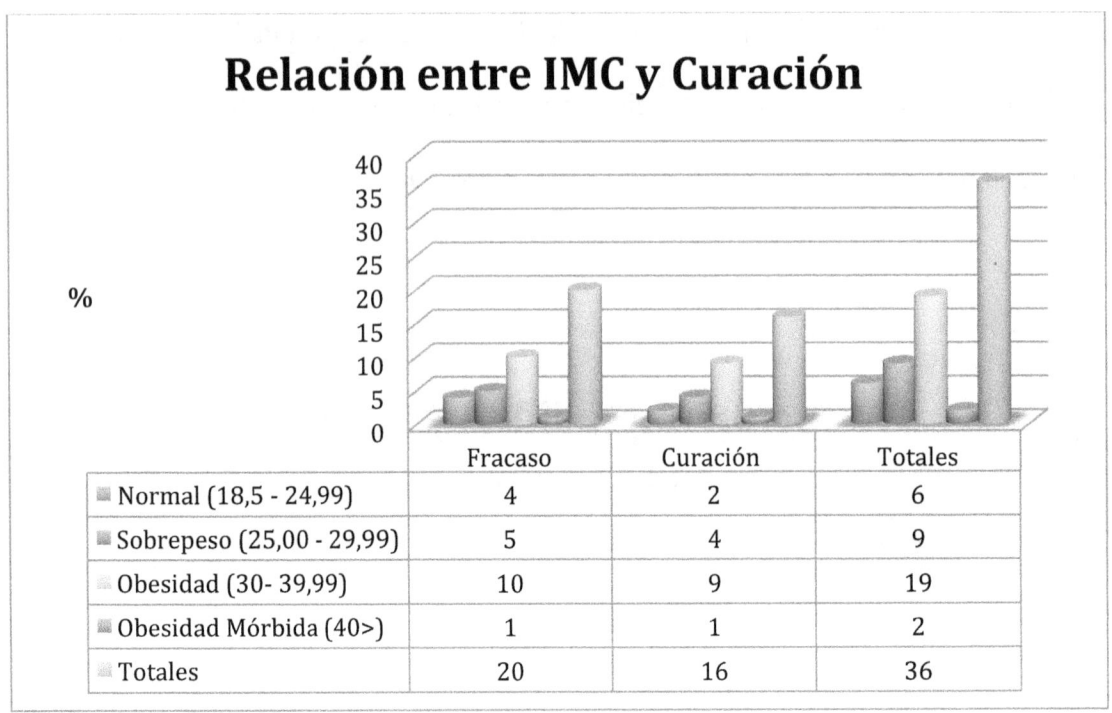

Fig. 30 Relación entre IMC y curación.

Cuando se analizó la influencia del IMC en el resultado del tratamiento quirúrgico no encontramos asociación estadísticamente significativa entre IMC y curación total o parcial (OR= 1,0428; I.C. 95%= 0,9385- 1,1586; p= 0,4357).

Tabla 11 Análisis de la variable: IMC.

Variable independiente	Coeficiente B	p	Odds Ratio	Límite inferior I.C. 95%	Límite superior I.C. 95%
IMC	0,6266	0,4357	1,0428	0,9385	1,1586

4.4. Tabaco y Curación

Cuando se analizó la influencia del tabaco en el resultado del tratamiento quirúrgico no encontramos asociación estadísticamente significativa entre tabaco y curación. (OR= 1,06; I.C. 95%= 0,25- 14,4586; p= 0,4357).

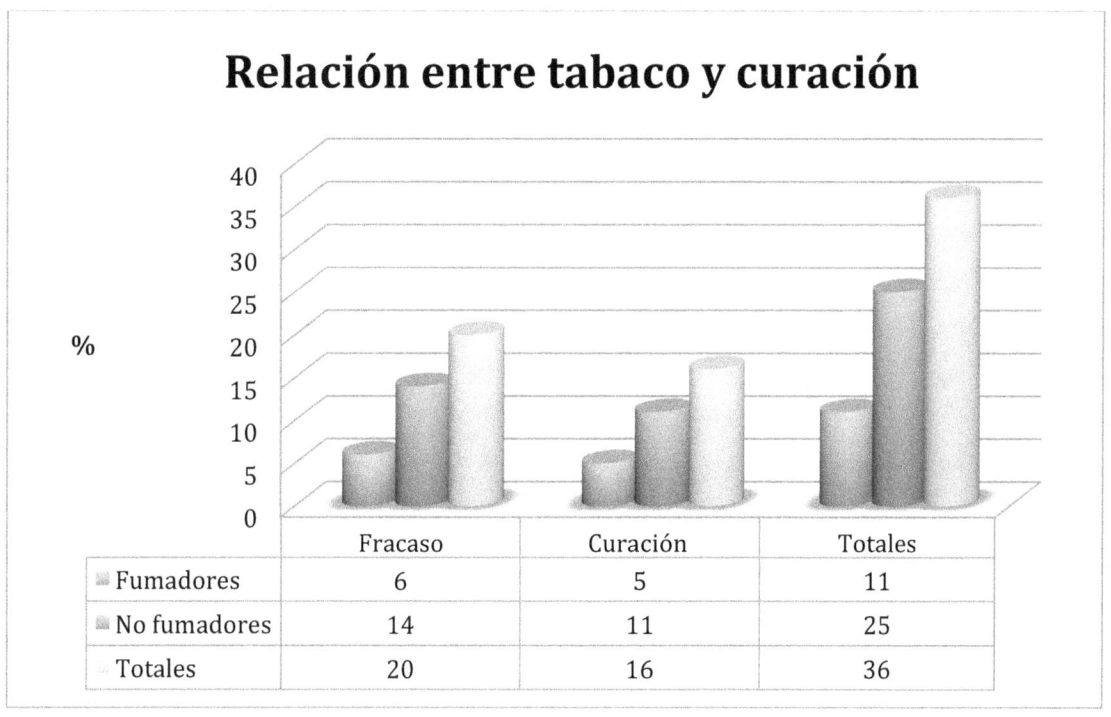

Fig. 31 Relación entre tabaco y curación.

Tabla 12 Análisis de la variable: Tabaco.

Variable independiente	Coeficiente B	p	Odds Ratio	Límite inferior I. C. 95%	Límite superior I. C. 95%
Fumador	0,0588	0,9355	1,0606	0,2549	4,4122

4.5. Escala de Wexner y Curación de la fístula

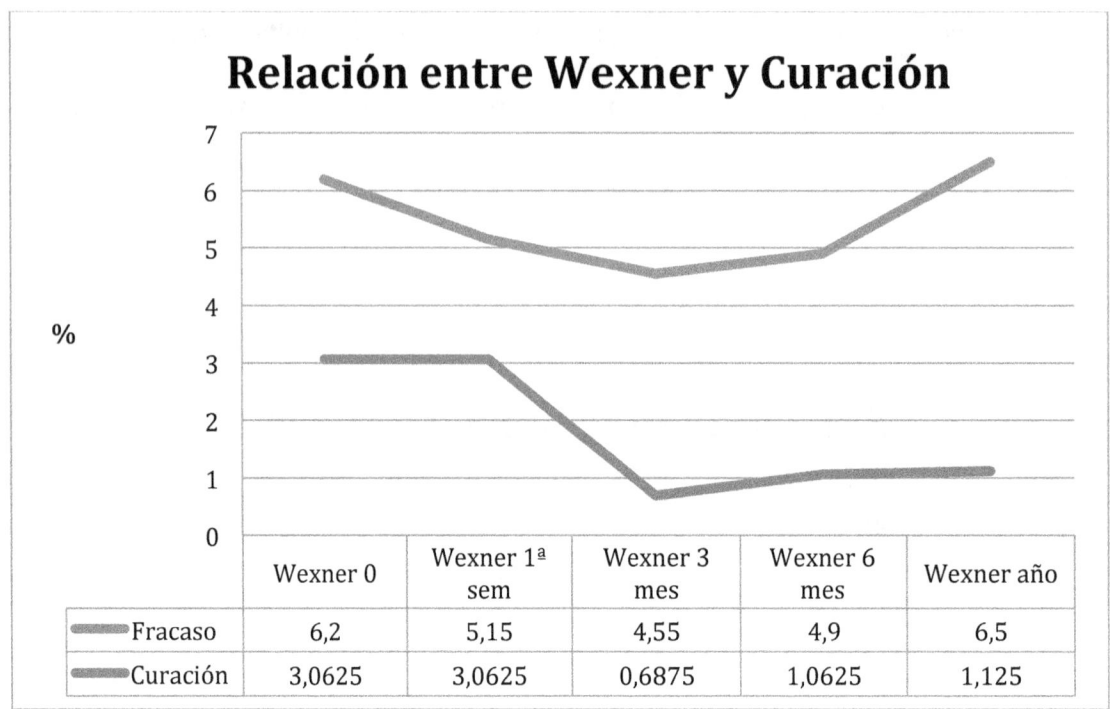

Fig. 32 Relación entre Wexner y curación.

Tabla 13 Análisis de la variable: Score de Wexner.

Variable independiente	Coeficiente B	p	Odds Ratio	Límite inferior I. C. 95%	Límite superior I. C. 95%
Wexner 0	-0,10699	0,1189	0,8886	0,7857	1,0278
Wexner 1 sem	- 0,0776	0,2538	0,9253	0,8098	1,0573
Wexner 3 mes	-0,1984	0,0719	0,8201	0,6607	1,0178
Wexner 6 mes	-0,2308	**0,0550**	0,7930	0,6271	1,0049
Wexner año	-0,2783	**0,0195**	0,7570	0,5994	0,9562

Hemos observado que en el grupo de pacientes que se curaron el score de Wexner también mejoró de forma estadísticamente significativa a partir del tercer mes de seguimiento y se mantuvo hasta el año.

4.6. Tiempo de evolución de la fístula y Curación

Al analizar el tiempo de evolución de la fístula no encontramos diferencias estadísticamente significativas. Aunque como cabe esperar a mayor tiempo de evolución las tasas de curación fueron menores

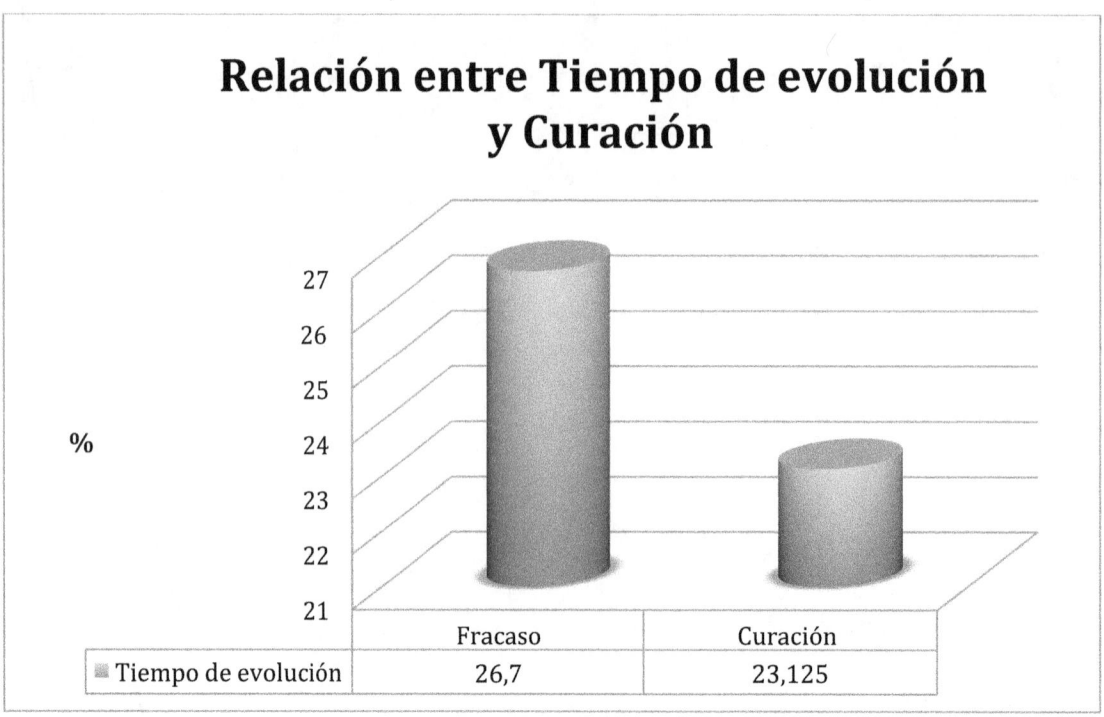

Fig. 33 Relación entre tiempo de evolución y curación.

Tabla 14 Análisis de la variable: Tiempo de evolución.

Variable independiente	Coeficiente B	p	Odds Ratio	Límite inferior I. C. 95%	Límite superior I. C. 95%
Tiempo de Evolución	-0,0089	0,5967	0,9911	0,9584	1,0250

4.7. Escala visual analógica del dolor (EVA) y Curación de la fístula

En los pacientes que se curaron encontramos también una reducción del dolor estadísticamente significativa cuando aplicamos la EVA. Esta mejoría la encontramos ya a partir del tercer mes del tratamiento, pudiendo ser un predictor de que el paciente iba a curarse, ya que aquello pacientes que no se curaron mantuvieron un EVA alto durante todo el seguimiento.

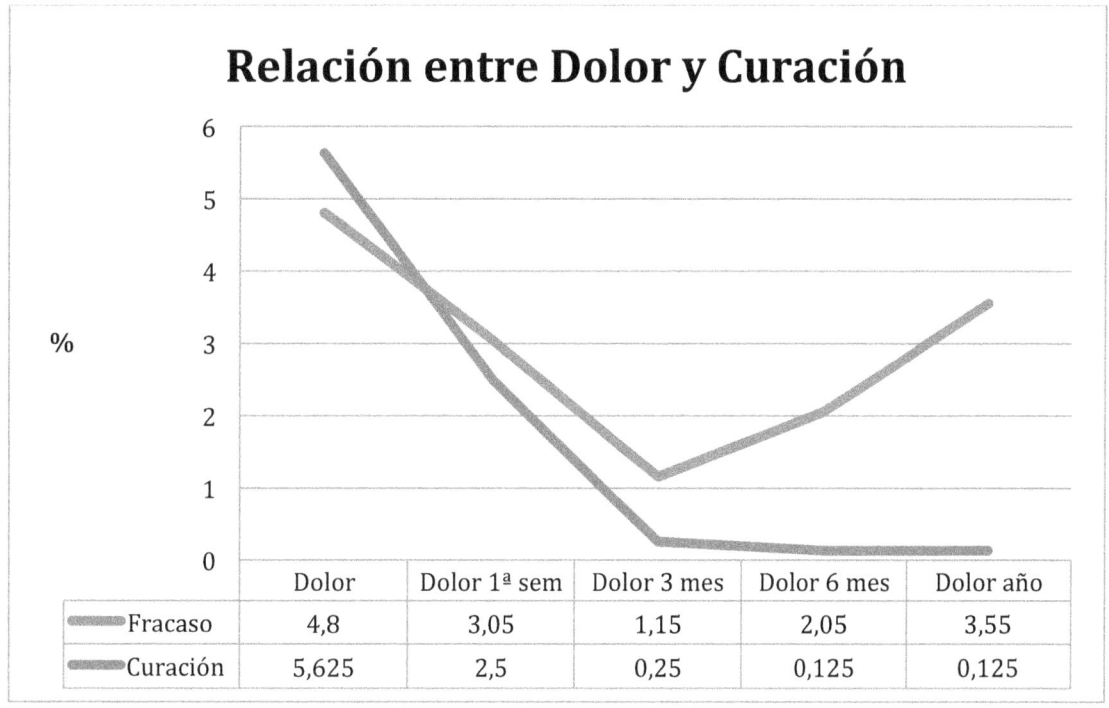

Fig. 34 Relación entre dolor y curación.

Tabla 15 Análisis de la variable: Escala Visual Analógica.

Variable independiente	Coeficiente B	p	Odds Ratio	Límite inferior I. C. 95%	Límite superior I. C. 95%
Dolor 0	0,1450	0,3152	1,1561	0,8711	1,5342
Dolor 1 sem.	-0,0907	0,5106	0,9133	0,6972	1,1965
Dolor 3 mes	-0,6215	0,2360	0,5371	0,1922	1,5014
Dolor 6 mes	-1,8251	**0,0278**	0,1612	0,0317	0,8197
Dolor Año	-1,5476	**0,0438**	0,2128	0,0473	0,9576

DISCUSIÓN

En el presente estudio se ha evaluado la aplicación del plasma enriquecido en factores de crecimiento plaquetarios (PRGF) en el tratamiento de la fístula perianal de origen criptoglandular. La viabilidad y utilidad de la aplicación de PRGF en el tratamiento de esta fístula, así como la factibilidad de la técnica, es patente al haberse podido realizar por distintos cirujanos en el 100% de casos seleccionados sin desviarse del protocolo establecido.

Respecto a la seguridad del procedimiento, los resultados del estudio demuestran que la propia cirugía no presentó en ningún caso complicación inmediata alguna. La evaluación de la seguridad durante los 12 meses de seguimiento posterior sólo arrojó en un caso acontecimientos adversos severos en un paciente de 36 (2,7%), que podrían estar en relación con el procedimiento quirúrgico. Por tanto podemos considerar el procedimiento seguro.

1. Material y métodos

Respecto al material y métodos utilizados en este estudio, la muestra incluida en el mismo fue seleccionada de forma similar a como se ha realizado en otros estudios [137,138], siendo el tamaño de la misma acorde al nivel de significación determinado ($p < 0.05$) y a la potencia estadística establecida (80%).

La preparación del PRGF se realizó de acuerdo al protocolo descrito por Anitua [115]. Existen experiencias previas respecto al tratamiento con factores de crecimiento en otras localizaciones, principalmente en relación a la traumatología [110, 124]. La aplicación en trayectos fistulosos con una técnica similar ha sido descrita en fístulas palatinas [139] y en trayectos fistulosos dentales [140].

La técnica quirúrgica llevada a cabo de legrado de la fístula con posterior inyección de los factores de crecimiento fue la elegida dado el daño mínimo infringido al esfínter anal [141].

Por último, las variables analizadas fueron seleccionadas por ser las utilizadas en la literatura científica para la valoración de los resultados de la cirugía de la fístula anal [90,134,142,143].

Entre los puntos débiles del estudio hay que destacar la ausencia de un grupo control en el que no se aplicase el PRGF, para poder comparar los resultados. Al tratarse de un estudio de seguridad y factibilidad, no fue necesario grupo control. Sin embargo, la falta de este grupo control puede compensarse, al menos en parte, por el gran número de trabajos existentes en la literatura en los que se publican resultados del tratamiento de la fístula anal con la misma técnica quirúrgica utilizada en este estudio y sin aplicar el PRGF.

2. Resultados

El tratamiento de la fístula perianal persiste como un problema por resolver, con una gran repercusión económica y sobre la esfera psicosocial del paciente, siendo en algunas ocasiones invalidante.

En la actualidad, no existe un tratamiento ideal para las fístulas perianales criptoglandulares que pueda catalogarse como Gold Standard. Este tratamiento ideal habría de aunar el mínimo daño al esfínter, y por tanto la menor pérdida de la continencia, con la erradicación del foco séptico [36]. Ni las tasas de recidiva ni la continencia postoperatoria han mejorado pese a los cambios técnicos de los últimos 25 años. El ratio de recidiva persiste elevado con cualquiera de las técnicas validadas en la actualidad [38].

Entre las técnicas no conservadoras del esfínter, la fistulotomía o puesta a plano del trayecto fistuloso es uno de los tratamientos más antiguos y empleados. Existen estudios que avalan la fistulotomía por encima de la fistulectomía dado que la herida generada por esta última genera un mayor daño esfintérico y tarda más en curar. Las tasas de curación con la fistulotomía alcanzan en ocasiones el 90% de curación. Sin embargo esto conlleva en muchas ocasiones resultados inadmisibles respecto a alteraciones de la continencia anal [144].

Ante el alto riesgo de afectación de la continencia descritos con los tratamientos previos los sellantes se erigieron como una alternativa. Las cifras de éxitos, inicialmente del 60-70%, empeoran a largo plazo, alcanzando las recidivas el 70-100% [144]. Su mínima invasividad las convierte en una alternativa razonable como tratamiento de primera línea en la fístula perianal.

Es por esto que se han planteado diversos métodos para el tratamiento de este tipo de fístulas, desde distintas técnicas quirúrgicas hasta la introducción de sellantes [48,49,54], células madre [101,107,147] o factores de crecimiento [108,110,112] con resultados dispares. Si bien existen numerosos estudios publicados con fibrina en la que se estudia la eficacia, no existen en la actualidad estudios serios de seguridad; y existen aún menos de otros productos sellantes más novedosos, como el colágeno.

Quizás en los últimos años la utilización de la terapia celular en estos pacientes y espacialmente en los enfermos de Crohn, ha obligado a los investigadores a establecer estudios de seguridad, con el fin de cumplir la normativa internacional existente al respecto. Así varios autores han descrito que el uso de células mesenquimales autólogas y alogénicas procedente de grasa abdominal es seguro y a priori también es eficaz tanto en pacientes de con fístulas critoglandulares como de Crohn [101,107,147].

El plasma rico en factores de crecimiento derivado de plaquetas se ha utilizado en diferentes disciplinas con éxito debido a sus propiedades de regeneración tisular y por tanto podría tener un papel en el tratamiento de las fístulas anales [109,111,113,123,125,126,130]. En este sentido, se han publicado estudios anecdóticos sobre su eficacia en el tratamiento de la fístula anal sin que existan hasta el momento datos sobre factibilidad y seguridad en esta indicación [132–135].

Nuestros resultados concluyen que se trata de una técnica factible y segura. Su aplicación en la fístula perianal es un procedimiento sencillo, con baja morbilidad, que podría incrementar las tasas de curación y disminuir las recidivas sin para ello sacrificar control esfinteriano.

Respecto a los acontecimientos adversos relacionados detectados durante el estudio de seguridad. Se dio un caso de absceso prostático cuya relación no podemos descartar con el procedimiento dada la cercanía. Los casos de acontecimientos adversos moderados fueron achacados a la técnica quirúrgica debido al uso de separadores durante la misma. Los acontecimientos relacionados leves, episodios de diarrea autolimitados, se achacaron al protocolo de antibioterapia profiláctica con amoxicilina y ácido clavulánico.

Como objetivos secundarios de este estudio se plantearon el análisis de efectividad y las variables que pudieran afectar a la curación o curación parcial.

Las tasas de curación mediante el uso de factores de crecimiento, entendiendo curación por cese de la clínica sin emisión de secreciones purulentas con cierre completo del orificio fistuloso externo al año, fueron del 30%. Si a este número sumamos los casos de curación parcial, entendiendo estos como el cese de la clínica en ausencia de secreción purulenta sin objetivarse el cierre completo del orificio fistuloso al año, la tasa de curación asciende al 43,24%. Dado que no se trata del objetivo principal del estudio esta tasa puede verse afectada por la factores externos que no fueron tenidos en cuenta en la elaboración del estudio como la técnica quirúrgica por los distintos cirujanos o el grado de complejidad de la fístula perianal respecto a los reportados en la literatura. Pese a todo, la tasa del 43,24% se encuentra en rango respecto a las tasas de curación reportadas en las distintas técnicas que van del 0% al 75% [143].

Respecto a los factores asociados al éxito o fracaso del tratamiento, aunque encontramos una mayor tasa de curación asociada al sexo femenino (50% respecto al masculino (42,86%) esta no fue significativa (p=0,72). Las mejores tasas de curación en la mujer así como la mayor incontinencia postquirúrgica descrita asociada a las técnicas quirúrgicas en el sexo femenino [38], podrían hacer recomendable este tratamiento en la población femenina, sin embargo son necesarios más estudios centrados en la efectividad de los factores de crecimiento.

Al analizar la edad de los pacientes intervenidos no se objetivo relación estadísticamente significativa (OR=1; p=0,98). No consideramos que la edad sea una variable que afecte a los resultados de curación en esta técnica.

Se analizó el Índice de Masa Corporal (IMC) sin encontrar una relación significativa con las tasas de curación en esta técnica (OR=1,04; p=0,44). Si podemos comprobar que la prevalencia de fístula perianal fue superior en IMC elevados. El 83% de los pacientes intervenidos presentaba un IMC>25. Existen estudios que han señalado la obesidad como factor de riesgo independiente para el fracaso de técnicas de reparación en la fístula anal [148]. En el caso de los factores de crecimiento no hemos podido corroborar este dato si bien es cierto que la gran mayoría de la población estudiada se encontraba en parámetros de obesidad, por lo que la selección de pacientes no es la adecuada para probar este punto.

El tabaco ha sido identificado como factor de riesgo para la recurrencia de la fístula tras la cirugía [149]. En el caso de los factores de crecimiento, no hemos podido ratificar esta relación (OR=1,06; p=0,94), si bien es cierto no era el objetivo del estudio.

La medición del Score de Wexner fue uno de los objetivos secundarios del ensayo. Su medición reveló una relación estadísticamente significativa entre el valor del Score de Wexner y el éxito del tratamiento al año asociado a la curación con una OR de 0,7570 (p=0,0195); está relación se intuye a los 6 meses, con una asociación marginalmente significativa. Ya se han descrito en otros estudios la mejoría del Score de continencia de Wexner mediante el uso de células madre [150]. En nuestro caso existió una mejoría mucho más acusada además en el grupo en que fue efectivo el uso de los factores de crecimiento para la curación de la enfermedad fistulosa. De hecho los pacientes en que se consiguió la curación al año presentaban Scores de Wexner más bajos en la visita de selección. Por tanto el Score de Wexner bajo puede considerarse un factor predictivo de éxito del tratamiento.

El tiempo de evolución de la fístula previo a nuestro tratamiento no mostró diferencias significativas entre el grupo de curación y de fracaso del tratamiento (OR=0,99; p=0,60).

El dolor se registró durante todo el estudio mediante la Escala Visual Analógica. Se objetivó un descenso global del dolor en ambos grupos hasta el tercer mes. A partir del tercer mes, el descenso se hace permanente en aquellos pacientes en los que el uso de factores de crecimiento fue exitoso, sin embargo a partir del tercer mes la EVA vuelve a elevarse hasta valores similares a los previos al tratamiento al finalizar el año. El valor de la EVA apareció como factor predictor de éxito del tratamiento en el sexto mes (OR=0,16; p=0,00278) y al año (OR=0,21; p=0,0438). La relación de dolor y fracaso del tratamiento de la fístula no está descrita en la literatura, por lo que sería el primer dato que apuntaría en este sentido.

Pese a que la efectividad del uso de PRGF no fue objetivo principal de nuestro estudio, se alcanzó una tasa de curación total o parcial del 43,24% con una importante mejoría del Score de Wexner. La falta de experiencia previa y la mejor estandarización de la técnica así como una mejor selección de los casos nos hacen ser optimistas respecto a la mejoría de estas tasas de curación en futuros estudios ya en marcha.

Entendemos que pueden existir sesgos en la interpretación de los resultados, en tanto en cuanto al ser un proyecto sin precedentes en la literatura hemos tenido que establecer la relación con los acontecimientos adversos a criterio del investigador; aunque se ha tenido en cuenta para ello, la cercanía temporal con la aplicación del tratamiento, la localización de la complicación en el lugar de inyección y no en otro lejano, etc...

En cuanto a efectividad, los resultados, como hemos indicado, deben ser puestos en cuarentena, ya que el protocolo de tratamiento, aunque estaba bien establecido para todos los cirujanos participantes, no fue auditado por otro cirujano con funciones de supervisión, siendo éste un criterio imprescindible hoy en día para dar valor a la efectividad de este tipo de tratamientos.

Conclusiones

- El uso de PRGF en el tratamiento de la fistula perianal es factible y reproducible.

- La aplicación de PRGF en el tratamiento de la fistula perianal es segura, siendo un procedimiento de baja morbimortalidad.

- La efectividad del uso de PRGF en el tratamiento de la fistula perianal criptoglandular, entendida como el porcentaje de pacientes curados de forma parcial o total es del 43,2%.

- El sexo femenino, la escala de puntuación de Wexner baja a partir del tercer mes, una EVA baja a partir del tercer mes se asociaron a mejores resultados del tratamiento. La edad, el IMC, el tabaco, y el tiempo de evolución de la fístula no se mostraron relevantes respecto al éxito o fracaso del tratamiento.

- El Score de Wexner mejoró en los pacientes en los que el tratamiento fue efectivo y lograron la curación total o parcial.

- El dolor, medido mediante EVA mejoró en los pacientes en los que el tratamiento fue efectivo y lograron la curación total o parcial.

BIBLIOGRAFÍA

1   Parks AG, Gordon PH, Hardcastle JD. A classification of fistula-in-ano. *Br J Surg* 1976; **63**: 1–12.

2   Blanchard C. The romance of proctology. *Med Success Press Publ* 1938.

3   Ardene J. Treatises of fistula-in-ano. *English text Soc Orig Ser n8 139* 1910.

4   Greenshaw L. St Mark's Hospital. A social history of a specialised hospital. *Oxford Oxford Univ Press* 1985.

5   Abcarian H. Anorectal infection: abscess-fistula. *Clin Colon Rectal Surg* 2011; **24**: 14–21.

6   Ramanujam PS, Prasad ML, Abcarian H, Tan AB. Perianal abscesses and fistulas. A study of 1023 patients. *Dis Colon Rectum* 1984; **27**: 593–7.

7   Scoma JA, Salvati EP, Rubin RJ. Incidence of fistulas subsequent to anal abscesses. *Dis Colon Rectum* 1974; **17**: 357–359.

8   Vasilevsky CA, Gordon PH. The incidence of recurrent abscesses or fistula-in-ano following anorectal suppuration. *Dis Colon Rectum* 1984; **27**: 126–30.

9   Piazza DJ, Radhakrishnan J. Perianal abscess and fistula-in-ano in children. *Dis Colon Rectum* 1990; **33**: 1014–6.

10   Niyogi A, Agarwal T, Broadhurst J, Abel RM. Management of perianal abscess and fistula-in-ano in children. *Eur J Pediatr Surg* 2010; **20**: 35–9.

11   Nelson RL, Abcarian H, Davis FG, Persky V. Prevalence of benign anorectal disease in a randomly selected population. *Dis Colon Rectum* 1995; **38**: 341–4.

12   Sainio P. Fistula-in-ano in a defined population. Incidence and epidemiological

aspects. *Ann Chir Gynaecol* 1984; **73**: 219–24.

13 Goligher JC, Duthie HL, Nixon HH, Le Brun HI. *Surgery of the Anus, Rectum, and Colon*. 1967.

14 Gordon PH. Anorectal anatomy and physiology. *Gastroenterol Clin North Am* 2001; **30**: 1–13.

15 Zbar AP, Wexner SD. *Coloproctology*. 1st ed. Springer London, 2010.

16 Hamadani A, Haigh PI, Liu I-LA, Abbas MA. Who is at risk for developing chronic anal fistula or recurrent anal sepsis after initial perianal abscess? *Dis Colon Rectum* 2009; **52**: 217–21.

17 Sözener U, Gedik E, Kessaf Aslar A, Ergun H, Halil Elhan A, Memikoğlu O *et al*. Does adjuvant antibiotic treatment after drainage of anorectal abscess prevent development of anal fistulas? A randomized, placebo-controlled, double-blind, multicenter study. *Dis Colon Rectum* 2011; **54**: 923–9.

18 Seow-Choen F, Nicholls RJ. Anal fistula. *Br J Surg* 1992; **79**: 197–205.

19 Phillips R, Lunniss P. *Anal fistula: surgical evaluation and management*. 1996.

20 Jordán J, Roig J V, García Armengol J, Esclapez P, Jordán Y, García Granero E *et al*. Importance of physical examination and imaging techniques in the diagnosis of anorectal fistulae. *Cirugía española* 2009; **85**: 238–45.

21 Navarro A, Martí M, García-Domingo MI, Gómez R. Diagnóstico y tratamiento de las fístulas anorrectales complejas. *Cirugía española* 2004; **76**: 142–148.

22 Schouten WR, Zimmerman DD, Meuwissen SG. Gastrointestinal surgery and gastroenterology. XIII. Classification and diagnosis of perianal fistulas. *Ned*

Tijdschr Geneeskd 2001; **145**: 1398–402.

23 Deen KI, Williams JG, Hutchinson R, Keighley MR, Kumar D. Fistulas in ano: endoanal ultrasonographic assessment assists decision making for surgery. *Gut* 1994; **35**: 391–4.

24 Law PJ, Talbot RW, Bartram CI, Northover JM. Anal endosonography in the evaluation of perianal sepsis and fistula in ano. *Br J Surg* 1989; **76**: 752–5.

25 Cheong DM, Nogueras JJ, Wexner SD, Jagelman DG. Anal endosonography for recurrent anal fistulas: image enhancement with hydrogen peroxide. *Dis Colon Rectum* 1993; **36**: 1158–60.

26 Poen AC, Felt-Bersma RJ, Eijsbouts QA, Cuesta MA, Meuwissen SG. Hydrogen peroxide-enhanced transanal ultrasound in the assessment of fistula-in-ano. *Dis Colon Rectum* 1998; **41**: 1147–52.

27 Kruskal JB, Kane RA, Morrin MM. Peroxide-enhanced anal endosonography: technique, image interpretation, and clinical applications. *Radiographics* 2001; **21 Spec No**: S173–89.

28 Navarro-Luna A, García-Domingo MI, Rius-Macías J, Marco-Molina C. Ultrasound study of anal fistulas with hydrogen peroxide enhancement. *Dis Colon Rectum* 2004; **47**: 108–14.

29 Rada R, Perea MJ. Papel de la ecografía endorrectal en la sepsis perianal: fístula anal. In: de la Portilla de Juan F (ed). *Compendio teorico.-práctico de ecografía anorrectal y colónica endoscópica*. FOINCO, 2012, pp 145–160.

30 Lengyel AJ, Hurst NG, Williams JG. Pre-operative assessment of anal fistulas

using endoanal ultrasound. *Colorectal Dis* 2002; **4**: 436–40.

31 Morris J, Spencer JA, Ambrose NS. MR imaging classification of perianal fistulas and its implications for patient management. *Radiographics* 2000; **20**: 623–635; discussion 635–637.

32 Lunniss PJ, Barker PG, Sultan AH, Armstrong P, Reznek RH, Bartram CI *et al.* Magnetic resonance imaging of fistula-in-ano. *Dis Colon Rectum* 1994; **37**: 708–18.

33 Stoker J, Hussain SM, van Kempen D, Elevelt AJ, Laméris JS. Endoanal coil in MR imaging of anal fistulas. *AJR Am J Roentgenol* 1996; **166**: 360–2.

34 Malik AI, Nelson RL, Tou S. Incision and drainage of perianal abscess with or without treatment of anal fistula. *Cochrane database Syst Rev* 2010.

35 Ereifej S, Lestár B, Hornok L, Ritter L, Kiss J. Treatment of anal fistulas. *Magy sebészet* 2000; **53**: 263–6.

36 Malik AI, Nelson RL. Surgical management of anal fistulae: a systematic review. *Colorectal Dis* 2008; **10**: 420–30.

37 Pagano G, Biondo G, Armaleo F, Scuderi G, Ruggieri AG, Crescenti F *et al.* Complex anal fistula surgery: personal experience. *Chir Ital* 2004; **56**: 523–527.

38 Garcia-Aguilar J, Belmonte C, Wong WD, Goldberg SM, Madoff RD. Anal fistula surgery. Factors associated with recurrence and incontinence. *Dis Colon Rectum* 1996; **39**: 723–9.

39 Ellis CN. Sphincter-preserving fistula management: what patients want. *Dis Colon Rectum* 2010; **53**: 1652–5.

40 Vasilevsky CA, Gordon PH. Results of treatment of fistula-in-ano. *Dis Colon Rectum* 1985; **28**: 225–31.

41 van Tets WF, Kuijpers HC. Continence disorders after anal fistulotomy. *Dis Colon Rectum* 1994; **37**: 1194–7.

42 Sangwan YP, Rosen L, Riether RD, Stasik JJ, Sheets JA, Khubchandani IT. Is simple fistula-in-ano simple? *Dis Colon Rectum* 1994; **37**: 885–9.

43 Lunniss PJ, Kamm MA, Phillips RK. Factors affecting continence after surgery for anal fistula. *Br J Surg* 1994; **81**: 1382–5.

44 Abbas MA, Lemus-Rangel R, Hamadani A. Long-term outcome of endorectal advancement flap for complex anorectal fistulae. *Am Surg* 2008; **74**: 921–4.

45 Ortiz H, Marzo M, de Miguel M, Ciga MA, Oteiza F, Armendariz P. Length of follow-up after fistulotomy and fistulectomy associated with endorectal advancement flap repair for fistula in ano. *Br J Surg* 2008; **95**: 484–7.

46 Golub RW, Wise WE, Kerner BA, Khanduja KS, Aguilar PS. Endorectal mucosal advancement flap: the preferred method for complex cryptoglandular fistula-in-ano. *J Gastrointest Surg* 1993; **1**: 487–491.

47 Ho KS, Ho YH. Controlled, randomized trial of island flap anoplasty for treatment of trans-sphincteric fistula-in-ano: early results. *Tech Coloproctol* 2005; **9**: 166–8.

48 van Koperen PJ, Wind J, Bemelman WA, Slors JFM. Fibrin glue and transanal rectal advancement flap for high transsphincteric perianal fistulas; is there any advantage? *Int J Colorectal Dis* 2008; **23**: 697–701.

49 van Koperen PJ, Wind J, Bemelman WA, Bakx R, Reitsma JB, Slors JFM. Long-term functional outcome and risk factors for recurrence after surgical treatment for low and high perianal fistulas of cryptoglandular origin. *Dis Colon Rectum* 2008; **51**: 1475–81.

50 Uribe N, Millán M, Minguez M, Ballester C, Asencio F, Sanchiz V *et al.* Clinical and manometric results of endorectal advancement flaps for complex anal fistula. *Int J Colorectal Dis* 2007; **22**: 259–64.

51 Tyler KM, Aarons CB, Sentovich SM. Successful sphincter-sparing surgery for all anal fistulas. *Dis Colon Rectum* 2007; **50**: 1535–9.

52 Perez F, Arroyo A, Serrano P, Sánchez A, Candela F, Perez MT *et al.* Randomized clinical and manometric study of advancement flap versus fistulotomy with sphincter reconstruction in the management of complex fistula-in-ano. *Am J Surg* 2006; **192**: 34–40.

53 van der Hagen SJ, Baeten CG, Soeters PB, Beets-Tan RG, Russel MGVM, van Gemert WG. Staged mucosal advancement flap for the treatment of complex anal fistulas: pretreatment with noncutting Setons and in case of recurrent multiple abscesses a diverting stoma. *Colorectal Dis* 2005; **7**: 513–8.

54 Ellis CN, Clark S. Fibrin glue as an adjunct to flap repair of anal fistulas: a randomized, controlled study. *Dis Colon Rectum* 2006; **49**: 1736–40.

55 Mitalas LE, van Onkelen RS, Gosselink MP, Zimmerman DDE, Schouten WR. The anal fistula plug as an adjunct to transanal advancement flap repair. *Dis Colon Rectum* 2010; **53**: 1713.

56 Dubsky PC, Stift A, Friedl J, Teleky B, Herbst F. Endorectal advancement flaps

in the treatment of high anal fistula of cryptoglandular origin: full-thickness vs. mucosal-rectum flaps. *Dis Colon Rectum* 2008; **51**: 852–7.

57   Champagne BJ, O'Connor LM, Ferguson M, Orangio GR, Schertzer ME, Armstrong DN. Efficacy of anal fistula plug in closure of cryptoglandular fistulas: long-term follow-up. *Dis Colon Rectum* 2006; **49**: 1817–21.

58   Safar B, Jobanputra S, Sands D, Weiss EG, Nogueras JJ, Wexner SD. Anal fistula plug: initial experience and outcomes. *Dis Colon Rectum* 2009; **52**: 248–52.

59   Lenisa L, Espìn-Basany E, Rusconi A, Mascheroni L, Escoll-Rufino J, Lozoya-Trujillo R *et al.* Anal fistula plug is a valid alternative option for the treatment of complex anal fistula in the long term. *Int J Colorectal Dis* 2010; **25**: 1487–93.

60   Garg P, Song J, Bhatia A, Kalia H, Menon GR. The efficacy of anal fistula plug in fistula-in-ano: a systematic review. *Colorectal Dis* 2010; **12**: 965–70.

61   Ortiz H, Marzo J, Ciga MA, Oteiza F, Armendáriz P, de Miguel M. Randomized clinical trial of anal fistula plug versus endorectal advancement flap for the treatment of high cryptoglandular fistula in ano. *Br J Surg* 2009; **96**: 608–12.

62   van Koperen PJ, Bemelman WA, Gerhards MF, Janssen LWM, van Tets WF, van Dalsen AD *et al.* The anal fistula plug treatment compared with the mucosal advancement flap for cryptoglandular high transsphincteric perianal fistula: a double-blinded multicenter randomized trial. *Dis Colon Rectum* 2011; **54**: 387–93.

63   Chung W, Kazemi P, Ko D, Sun C, Brown CJ, Raval M *et al.* Anal fistula plug and fibrin glue versus conventional treatment in repair of complex anal fistulas.

Am J Surg 2009; **197**: 604–8.

64 Wang JY, Garcia-Aguilar J, Sternberg JA, Abel ME, Varma MG. Treatment of transsphincteric anal fistulas: are fistula plugs an acceptable alternative? *Dis Colon Rectum* 2009; **52**: 692–7.

65 Christoforidis D, Pieh MC, Madoff RD, Mellgren AF. Treatment of transsphincteric anal fistulas by endorectal advancement flap or collagen fistula plug: a comparative study. *Dis Colon Rectum* 2009; **52**: 18–22.

66 Buchberg B, Masoomi H, Choi J, Bergman H, Mills S, Stamos MJ. A tale of two (anal fistula) plugs: is there a difference in short-term outcomes? *Am Surg* 2010; **76**: 1150–3.

67 de la Portilla F. Gore Bio-A(®) fistula plug for complex anal fistula: the results should be interpreted cautiously. *Color Dis* 2013; **15**: 628.

68 McGee MF, Champagne BJ, Stulberg JJ, Reynolds H, Marderstein E, Delaney CP. Tract length predicts successful closure with anal fistula plug in cryptoglandular fistulas. *Dis Colon Rectum* 2010; **53**: 1116–20.

69 Zubaidi A, Al-Obeed O. Anal fistula plug in high fistula-in-ano: an early Saudi experience. *Dis Colon Rectum* 2009; **52**: 1584–8.

70 Schwandner T, Roblick MH, Kierer W, Brom A, Padberg W, Hirschburger M. Surgical treatment of complex anal fistulas with the anal fistula plug: a prospective, multicenter study. *Dis Colon Rectum* 2009; **52**: 1578–83.

71 Christoforidis D. Who benefits from the anal fistula plug? *Dis Colon Rectum* 2010; **53**: 1105–6.

72 Corman ML, Abcarian H, Bailey HR, Birnbaum EH, Champagne BJ, Cintron JR et al. The surgisis® AFP™ anal fistula plug: Report of a consensus conference. In: *Colorectal Disease*. 2008, pp 17–20.

73 Adamina M, Hoch JS, Burnstein MJ. To plug or not to plug: a cost-effectiveness analysis for complex anal fistula. *Surgery* 2010; **147**: 72–8.

74 Shanwani A, Nor AM, Amri N. Ligation of the intersphincteric fistula tract (LIFT): a sphincter-saving technique for fistula-in-ano. *Dis Colon Rectum* 2010; **53**: 39–42.

75 Aboulian A, Kaji AH, Kumar RR. Early result of ligation of the intersphincteric fistula tract for fistula-in-ano. *Dis Colon Rectum* 2011; **54**: 289–92.

76 Hong KD, Kang S, Kalaskar S, Wexner SD. Ligation of intersphincteric fistula tract (LIFT) to treat anal fistula: systematic review and meta-analysis. *Tech Coloproctol* 2014; **18**: 685–91.

77 Hedelin H, Nilson AE, Teger-Nilsson AC, Thorsen G. Fibrin occlusion of fistulas postoperatively. *Surg Gynecol Obstet* 1982; **154**: 366–8.

78 Abel ME, Chiu YS, Russell TR, Volpe PA. Autologous fibrin glue in the treatment of rectovaginal and complex fistulas. *Dis Colon Rectum* 1993; **36**: 447–9.

79 Hjortrup A, Moesgaard F, Kjaergård J. Fibrin adhesive in the treatment of perineal fistulas. *Dis Colon Rectum* 1991; **34**: 752–4.

80 Zmora O, Neufeld D, Ziv Y, Tulchinsky H, Scott D, Khaikin M et al. Prospective, multicenter evaluation of highly concentrated fibrin glue in the

treatment of complex cryptogenic perianal fistulas. *Dis Colon Rectum* 2005; **48**: 2167–72.

81 Patrlj L, Kocman B, Martinac M, Jadrijevic S, Sosa T, Sebecic B *et al.* Fibrin glue-antibiotic mixture in the treatment of anal fistulae: experience with 69 cases. *Dig Surg* 2000; **17**: 77–80.

82 Maralcan G, Başkonuş I, Aybasti N, Gökalp A. The use of fibrin glue in the treatment of fistula-in-ano: a prospective study. *Surg Today* 2006; **36**: 166–70.

83 Sentovich SM. Fibrin glue for anal fistulas: long-term results. *Dis Colon Rectum* 2003; **46**: 498–502.

84 Cintron JR, Park JJ, Orsay CP, Pearl RK, Nelson RL, Sone JH *et al.* Repair of fistulas-in-ano using fibrin adhesive: long-term follow-up. *Dis Colon Rectum* 2000; **43**: 944–9; discussion 949–50.

85 Lindsey I, Smilgin-Humphreys MM, Cunningham C, Mortensen NJM, George BD. A randomized, controlled trial of fibrin glue vs. conventional treatment for anal fistula. *Dis Colon Rectum* 2002; **45**: 1608–15.

86 Yeung JMC, Simpson JAD, Tang S-W, Armitage NC, Maxwell-Armstrong C. Fibrin glue for the treatment of fistulae in ano--a method worth sticking to? *Colorectal Dis* 2010; **12**: 363–6.

87 Adams T, Yang J, Kondylis LA, Kondylis PD. Long-term outlook after successful fibrin glue ablation of cryptoglandular transsphincteric fistula-in-ano. *Dis Colon Rectum* 2008; **51**: 1488–90.

88 Witte ME, Klaase JM, Gerritsen JJGM, Kummer EW. Fibrin glue treatment for

simple and complex anal fistulas. *Hepatogastroenterology* 2007; **54**: 1071–3.

89 de Oca J, Millán M, Jiménez A, Golda T, Biondo S. Long-term results of surgery plus fibrin sealant for anal fistula. *Colorectal Dis* 2012; **14**: e12–5.

90 de Parades V, Far HS, Etienney I, Zeitoun J-D, Atienza P, Bauer P. Seton drainage and fibrin glue injection for complex anal fistulas. *Colorectal Dis* 2010; **12**: 459–63.

91 Loungnarath R, Dietz DW, Mutch MG, Birnbaum EH, Kodner IJ, Fleshman JW. Fibrin glue treatment of complex anal fistulas has low success rate. *Dis Colon Rectum* 2004; **47**: 432–6.

92 Cintron JR, Park JJ, Orsay CP, Pearl RK, Nelson RL, Abcarian H. Repair of fistulas-in-ano using autologous fibrin tissue adhesive. *Dis Colon Rectum* 1999; **42**: 607–13.

93 Venkatesh KS, Ramanujam P. Fibrin glue application in the treatment of recurrent anorectal fistulas. *Dis Colon Rectum* 1999; **42**: 1136–9.

94 Buchanan GN, Bartram CI, Phillips RKS, Gould SWT, Halligan S, Rockall TA *et al*. Efficacy of fibrin sealant in the management of complex anal fistula: a prospective trial. *Dis Colon Rectum* 2003; **46**: 1167–74.

95 Zmora O, Mizrahi N, Rotholtz N, Pikarsky AJ, Weiss EG, Nogueras JJ *et al*. Fibrin glue sealing in the treatment of perineal fistulas. *Dis Colon Rectum* 2003; **46**: 584–9.

96 Whiteford MH, Kilkenny J, Hyman N, Buie WD, Cohen J, Orsay C *et al*. Practice parameters for the treatment of perianal abscess and fistula-in-ano

(revised). *Dis Colon Rectum* 2005; **48**: 1337–42.

97 Williams JG, Farrands PA, Williams AB, Taylor BA, Lunniss PJ, Sagar PM *et al.* The treatment of anal fistula: ACPGBI position statement. *Colorectal Dis* 2007; **9 Suppl 4**: 18–50.

98 de la Portilla F, Rada R, Vega J, Cisneros N, Maldonado VH, Sánchez-Gil JM. Long-term results change conclusions on BioGlue in the treatment of high transsphincteric anal fistulas. *Dis Colon Rectum* 2010; **53**: 1220–1.

99 Alexander SM, Mitalas LE, Gosselink MP, Oom DMJ, Zimmerman DDE, Schouten WR. Obliteration of the fistulous tract with BioGlue adversely affects the outcome of transanal advancement flap repair. *Tech Coloproctol* 2008; **12**: 225–8.

100 Abbas MA, Tejirian T. Bioglue for the treatment of anal fistula is associated with acute anal sepsis. *Dis Colon Rectum* 2008; **51**: 1155.

101 Lewis R, Lunniss PJ, Hammond TM. Novel biological strategies in the management of anal fistula. *Color Dis* 2012; **14**: 1445–1455.

102 Thomas S, Jones M, Wynn K, Fowler T. The current status of maggot therapy in wound healing. *Br J Nurs* 2001; **10**: S5–8, S10, S12.

103 Gil Albarova J, Garrido Lahiguera R, Gil Albarova R, Melgosa Gil M. Materiales para la reparación y sustitución ósea . Factores de crecimiento y terapia genética en Cirugía Ortopédica y Traumatología. *Mapfre Med* 2003; **14**: 51–65.

104 Okada H, Murakami S. Cytokine expression in periodontal health and disease. *Crit Rev Oral Biol Med* 1998; **9**: 248–66.

105 Tayapongsak P, O'Brien DA, Monteiro CB, Arceo-Diaz LY. Autologous fibrin adhesive in mandibular reconstruction with particulate cancellous bone and marrow. *J Oral Maxillofac Surg* 1994; **52**: 161–5; discussion 166.

106 Marx RE, Carlson ER, Eichstaedt RM, Schimmele SR, Strauss JE, Georgeff KR. Platelet-rich plasma: Growth factor enhancement for bone grafts. *Oral Surg Oral Med Oral Pathol Oral Radiol Endod* 1998; **85**: 638–46.

107 Fisher DM, Wong JM-L, Crowley C, Khan WS. Preclinical and clinical studies on the use of growth factors for bone repair: a systematic review. *Curr Stem Cell Res Ther* 2013; **8**: 260–8.

108 Karim Dip-Borund A, Escobar-Arriaga E, Esparza-López J, León-Rodríguez E, Ibarra-Sánchez M de J. La presencia de PDGFRβ incrementa la proliferación, migración y capacidad tumorigénica en cultivos primarios de cáncer de mama. *Gac Mex Oncol* 2013; **12**: 382–388.

109 Anitua E, Aguirre JJ, Algorta J, Ayerdi E, Cabezas AI, Orive G *et al.* Effectiveness of autologous preparation rich in growth factors for the treatment of chronic cutaneous ulcers. *J Biomed Mater Res B Appl Biomater* 2008; **84**: 415–21.

110 Alio JL, Abad M, Artola A, Rodriguez-Prats JL, Pastor S, Ruiz-Colecha J. Use of autologous platelet-rich plasma in the treatment of dormant corneal ulcers. *Ophthalmology* 2007; **114**: 1286–1293.e1.

111 Anitua E, Sánchez M, Orive G, Andía I. The potential impact of the preparation rich in growth factors (PRGF) in different medical fields. *Biomaterials* 2007; **28**: 4551–60.

112 Marx RE. Platelet-rich plasma: evidence to support its use. *J Oral Maxillofac Surg* 2004; **62**: 489–96.

113 Gallo I, Sáenz A, Artiñano E, Esquide J. Autologous platelet-rich plasma: effect on sternal healing in the sheep model. *Interact Cardiovasc Thorac Surg* 2010; **11**: 223–5.

114 Anitua E. Plasma rich in growth factors: preliminary results of use in the preparation of future sites for implants. *Int J Oral Maxillofac Implants* 2000; **14**: 529–535.

115 Anitua E, Sánchez M, Nurden AT, Nurden P, Orive G, Andía I. New insights into and novel applications for platelet-rich fibrin therapies. *Trends Biotechnol* 2006; **24**: 227–34.

116 Murray MM, Spindler KP, Abreu E, Muller JA, Nedder A, Kelly M *et al.* Collagen-platelet rich plasma hydrogel enhances primary repair of the porcine anterior cruciate ligament. *J Orthop Res* 2007; **25**: 81–91.

117 Roberts AB, Sporn MB. Physiological actions and clinical applications of transforming growth factor-beta (TGF-beta). *Growth Factors* 1993; **8**: 1–9.

118 Sandy J, Davies M, Prime S, Farndale R. Signal pathways that transduce growth factor-stimulated mitogenesis in bone cells. *Bone* 1998; **23**: 17–26.

119 Knighton DR, Doucette M, Fiegel VD, Ciresi K, Butler E, Austin L. The use of platelet derived wound healing formula in human clinical trials. *Prog Clin Biol Res* 1988; **266**: 319–29.

120 Ganio C, Tenewitz FE, Wilson RC, Moyles BG. The treatment of chronic

nonhealing wounds using autologous platelet-derived growth factors. *J Foot Ankle Surg* 1993; **32**: 263–8.

121 Crovetti G, Martinelli G, Issi M, Barone M, Guizzardi M, Campanati B *et al.* Platelet gel for healing cutaneous chronic wounds. *Transfus Apher Sci* 2004; **30**: 145–51.

122 Vazquez, L.L.J., Guerrero, A.F., Torres, B.J.M., Salazar, L.S., Lom, O.A., Dominguez AS. Uso del plasma rico en factores de crecimiento en la regeneración ósea. *Rev Oral* 2007; **8**: 396–398.

123 López RG, Fernández Buendía MC, López González ER. Plasma rico en factores de crecimiento en cirugía bucal: Presentación de caso clínico. Rev. Odontológica Mex. 2005; **9**.

124 Méndez R, López-Cedrún JL, Patiño B, Vázquez I, Martín-Sastre R, Tellado MG *et al.* Platelet-rich plasma (platelet gel) in secondary alveoloplasty in cleft patients. *Cir Pediatr* 2006; **19**: 23–6.

125 Jiménez Martín A, Angulo Gutiérrez A, González Herranz J, Rodríguez de la Cueva JM, Díaz del Río JM, Lara Bullón J. Acromioplasty with rotator cuff repair and its effects in Constant test after application of plasma rich in growth factors (PRGF). Trauma. 2008; **19**: 6–12.

126 Sánchez M, Azofra J, Aizpurúa B, Elorriaga R, Anitua E, Andía I. Aplicación de plasma autólogo rico en factores de crecimiento en cirugía artroscópica. *Cuad Artrosc* 2003; **10**: 12–19.

127 Serra Renom JM, Muñoz del Olmo JL, Gonzalo Caballero C. Uso de factores de crecimiento plaquetar unidos a injertos de grasa para lipofiling facial en

ritidectomía. *Cirugía Plástica Ibero-Latinoamericana* 2006; **32**: 191–197.

128 Saldalamacchia G, Lapice E, Cuomo V, De Feo E, D'Agostino E, Rivellese AA *et al.* A controlled study of the use of autologous platelet gel for the treatment of diabetic foot ulcers. *Nutr Metab Cardiovasc Dis* 2004; **14**: 395–6.

129 Hom DB, Linzie BM, Huang TC. The healing effects of autologous platelet gel on acute human skin wounds. *Arch Facial Plast Surg* 2007; **9**: 174–183.

130 Frei R, Biosca FE, Handl M, Trc T. Conservative treatment using plasma rich in growth factors (PRGF) for injury to the ligamentous complex of the ankle. *Acta Chir Orthop Traumatol Cech* 2008; **75**: 28–33.

131 González-Sánchez J, Jiménez-Barragán K. Cierre de fístulas nasopalatinas recurrentes con plasma rico en factores de crecimiento en pacientes con paladar hendido. *Acta Otorrinolaringológica Española* 2011; **62**: 448–453.

132 van der Hagen SJ, Baeten CG, Soeters PB, van Gemert WG. Autologous platelet-derived growth factors (platelet-rich plasma) as an adjunct to mucosal advancement flap in high cryptoglandular perianal fistulae: a pilot study. *Colorectal Dis* 2011; **13**: 215–8.

133 Göttgens KW, Vening W, van der Hagen SJ, van Gemert WG, Smeets RR, Stassen LP *et al.* Long-term results of mucosal advancement flap combined with platelet-rich plasma for high cryptoglandular perianal fistulas. *Dis Colon Rectum* 2014; **57**: 223–7.

134 Fernández-Hurtado I, Espín-Bassany E, González-Argenté F. *Tratamiento de las fístulas perianales complejas con una fibrina rica en plaquetas. Estudio piloto.* Dep. Cir. / Univ. Autònoma Barcelona. 2011.

135   Lara FJP, Serrano a. M, Moreno JU, Carmona JH, Marquez MF, Pérez LR *et al.* Platelet-Rich Fibrin Sealant as a Treatment for Complex Perianal Fistulas: A Multicentre Study. *J Gastrointest Surg* 2014; **19**: 360–368.

136   Anitua E, Andia I, Ardanza B, Nurden P, Nurden AT. Autologous platelets as a source of proteins for healing and tissue regeneration. *Thromb Haemost* 2004; **91**: 4–15.

137   Hanna JM, Turley R, Castleberry A, Hopkins T, Peterson AC, Mantyh C *et al.* Surgical management of complex rectourethral fistulas in irradiated and nonirradiated patients. *Dis Colon Rectum* 2014; **57**: 1105–12.

138   Wiese DM, Beaulieu D, Slaughter JC, Horst S, Wagnon J, Duley C *et al.* Use of Endoscopic Ultrasound to Guide Adalimumab Treatment in Perianal Crohn's Disease Results in Faster Fistula Healing. *Inflamm Bowel Dis* 2015; **21**: 1594–9.

139   González-Sánchez JG, Jiménez-Barragán K. [Closure of recurrent cleft palate fistulas with plasma rich in growth factors]. *Acta otorrinolaringológica española*; **62**: 448–53.

140   Bakhtiar H, Vatanpour M, Rayani A, Navi F, Asna-Ashari E, Ahmadi A *et al.* The plasma-rich in growth factor as a suitable matrix in regenerative endodontics: a case series. *N Y State Dent J*; **80**: 49–53.

141   Benlice C, Yildiz M, Baghaki S, Erguner I, Olgun DC, Batur S *et al.* Fistula tract curettage and the use of biological dermal plugs improve high transsphincteric fistula healing in an animal model. *Int J Colorectal Dis* 2016; **31**: 291–9.

142   Casal E, De San Ildefonso A, Sánchez J, Facal C, Pampin J. Fístula anal de origen criptoglandular. Opciones terapéuticas. *Cirugía Española* 2005; **78**: 28–

33.

143 Göttgens KWA, Smeets RR, Stassen LPS, Beets G, Breukink SO. Systematic review and meta-analysis of surgical interventions for high cryptoglandular perianal fistula. *Int J Colorectal Dis* 2015; **30**: 583–93.

144 Roig J V., García-Armengol J, Jordán J, García-Armengol J, Esclapez P, Solana A. Tratamiento de las fístulas de ano complejas de causa criptoglandular. ¿Aún se requiere un cirujano con experiencia? *Cirugía española* 2013; **91**: 78–89.

145 Gisbertz SS, Sosef MN, Festen S, Gerhards MF. Treatment of fistulas in ano with fibrin glue. *Dig Surg* 2005; **22**: 91–4.

146 Park JJ, Cintron JR, Siedentop KH, Orsay CP, Pearl RK, Nelson RL *et al.* Technical manual for manufacturing autologous fibrin tissue adhesive. *Dis Colon Rectum* 1999; **42**: 1334–8.

147 Herreros MD, Garcia-Arranz M, Guadalajara H, De-La-Quintana P, Garcia-Olmo D. Autologous expanded adipose-derived stem cells for the treatment of complex cryptoglandular perianal fistulas: a phase III randomized clinical trial (FATT 1: fistula Advanced Therapy Trial 1) and long-term evaluation. *Dis Colon Rectum* 2012; **55**: 762–72.

148 Schwandner O. Obesity is a negative predictor of success after surgery for complex anal fistula. *BMC Gastroenterol* 2011; **11**: 61.

149 Ellis CN, Clark S. Effect of tobacco smoking on advancement flap repair of complex anal fistulas. *Dis Colon Rectum* 2007; **50**: 459–63.

150 Garcia-Olmo D, Guadalajara H, Rubio-Perez I, Herreros MD, de-la-Quintana P,

Garcia-Arranz M. Recurrent anal fistulae: limited surgery supported by stem cells. *World J Gastroenterol* 2015; **21**: 3330–6.

www.ingramcontent.com/pod-product-compliance
Lightning Source LLC
Chambersburg PA
CBHW080618190526
45169CB00009B/3228